眼科グラフィック 2019年別冊

眼科スゴ技
OCT・OCTA

エキスパートの読影術で
診断力アップ！

監修

名古屋市立大学大学院
医学研究科視覚科学 教授
小椋祐一郎

愛知医科大学
眼科学講座 教授
瓶井資弘

MC メディカ出版

監修にあたって

　OCT（光干渉断層計）は1980年代半ばに研究が始まり，1990年に当時山形大学教授の丹野直弘先生が世界初の特許を出願した，日本になじみの深い検査機器です．OCTの登場によって，加齢黄斑変性をはじめとする疾患概念が大きく変わりました．臨床現場でも爆発的に導入が広がり，今や個人開業医から大学病院に至るまで，OCTなしでは標準的な眼科診療ができないと言っても過言ではないレベルに来ていると思います．そして，約5年前に新しいアルゴリズムで血管造影ができるOCTA（OCT Angiography）が登場しました．

　しかし，いかにOCTが進化しようとも，画像は画像であって，診断に用いるためには医師がそれを読影しなければなりません．どう読んで，どう判断するか，皆さん悩まれているのではないでしょうか？　私自身も専門外は自信がありません．網膜を専門としていても，網膜血管をターゲットとして見ている先生と網膜下の病変を主に専門とする先生はそれぞれにこだわりがあり，注目する点が違ってきます．

　そこで本書では，「どこに注目して見たらいいのか」，そのためには「どのように撮影したらいいのか」という基本から，診療への応用の方法，また，似ているが異なる紛らわしい疾患の鑑別法，さらには機種による違いなど，皆さんが知りたいところをエキスパートの執筆陣が痒い所に手が届く解説をしています．

　本書は，「『視る』からはじまる眼科臨床専門誌」のコンセプトで2012年の創刊以来6年以上にわたり発刊されている『眼科グラフィック』でこれまでに取り上げたOCT・OCTAの特集から，"スゴ技"と称して，臨床に役立つものを選りすぐりました．パッと見て分かることを重視していますので，3章にはOCT・OCTAアトラスを設けました．前眼部，緑内障から網膜に至るまで各種疾患のOCT・OCTA画像を掲載し，簡単な解説を付けましたので，この病気かなと疑ったときなどに逆引きで確認することもできます．

　本書を1冊，診察室に置いておけば，皆様の日常診療の大いなる助けになること請け合いです．

2019年3月　監修者を代表して
愛知医科大学 眼科学講座 教授
瓶井資弘

CONTENTS

監修にあたって ——————————————————— 3
執筆者一覧 —————————————————————— 8

1章 OCT

①疾患別 撮影・読影ポイント ————————————— 10

1 網膜血管病変　辻川明孝 ————————————— 10

2 加齢黄斑変性　三木克朗 ほか ——————————— 16

3 緑内障　北 善幸 ————————————————— 24

②黄斑手術とOCT ————————————————— 30

1 黄斑円孔の手術とOCT　栗山晶治 ————————— 30

2 黄斑前膜の手術とOCT　小澤摩記 ————————— 37

3 黄斑浮腫の手術とOCT　前野貴俊 ————————— 43

4 黄斑下血腫の手術とOCT　佐藤尚栄 ほか —————— 48

5 術中OCTの有用性　西塚弘一 ——————————— 55

③画像診断「まぎらわしい症例」にチャレンジ！ ——— 60

1 | 黄斑部毛細血管拡張症
（macular telangiectasia：MacTel Type 1）と
陳旧性網膜静脈分枝閉塞症（old BRVO）　白神 千恵子 ——— 60

2 | 中心性漿液性脈絡網膜症（CSC）と
典型加齢黄斑変性（AMD）　丸子一朗 ——— 64

3 | ポリープ状脈絡膜血管症（PCV）と
中心性漿液性脈絡網膜症（CSC）　佐藤 拓 ——— 69

4 | 網膜血管腫状増殖（RAP）と
クラシック型脈絡膜新生血管（classic CNV）　沢 美喜 ——— 75

5 | 緑内障と病的近視に伴う変化　丸山勝彦 ——— 79

2章 OCTA

①原理と機種間比較 ——— 84

1 | OCTアンギオグラフィーの原理と基礎　板谷正紀 ——— 84

2 | 各画角における私の使い方
〜複数機種使用の経験から〜　石羽澤 明弘 ——— 90

②疾患別　撮影・読影ポイント ——— 96

1 | 網膜静脈閉塞症　坪井 孝太郎 ——— 96

2 | 黄斑部毛細血管拡張症／
中心性漿液性脈絡網膜症　長谷川 泰司 ——— 103

3 | 増殖糖尿病網膜症　伊藤逸毅 ——— 110

4 | 加齢黄斑変性／ポリープ状脈絡膜血管症　片岡恵子 ——— 113

③画像診断にチャレンジ！ ——— 118

1 | 糖尿病網膜症　間瀬智子 ほか ——— 118

2 | 網膜静脈閉塞症　富安胤太 ほか ——— 129

3 | 加齢黄斑変性／ポリープ状脈絡膜血管症　森 隆三郎 ——— 137

4 | 近　視　丸子留佳 ほか ——— 146

5 | 緑内障　五十嵐 遼子 ——— 154

3章 OCT・OCTA アトラス

①OCT（前眼部） — 162

1 | 角膜疾患と角膜移植　相馬剛至 — 162
2 | 角膜形状の評価　森 秀樹 — 166
3 | 角膜不正乱視　根岸一乃 — 168
4 | 前眼部偏光OCT　福田慎一 — 170

②OCT（後極部） — 176

1 | 加齢黄斑変性　白木幸彦 — 176
2 | 強度近視　島田典明 — 184
3 | 黄斑浮腫　辻川明孝 — 192
4 | 黄斑手術　土居 真一郎 ほか — 197
5 | 緑内障　横山 悠 — 201

③OCTA — 207

1 | 糖尿病網膜症　石羽澤 明弘 — 207
2 | 網膜静脈閉塞症　平野佳男 — 213
3 | 加齢黄斑変性　森 隆三郎 — 221
4 | 緑内障　新田耕治 — 229

執筆者一覧（掲載順）

辻川明孝
京都大学
1章①-1　網膜血管病変
3章②-3　黄斑浮腫

三木克朗
関西医科大学
1章①-2　加齢黄斑変性

髙橋寛二
関西医科大学
1章①-2　加齢黄斑変性

北 善幸
杏林大学
1章①-3　緑内障

栗山晶治
洛和会音羽病院アイセンター
1章②-1　黄斑円孔の手術とOCT

小澤摩記
桑名市総合医療センター
1章②-2　黄斑前膜の手術とOCT

前野貴俊
東邦大学医療センター佐倉病院
1章②-3　黄斑浮腫の手術とOCT

佐藤尚栄
横浜市立大学
1章②-4　黄斑下血腫の手術とOCT

門之園 一明
横浜市立大学
1章②-4　黄斑下血腫の手術とOCT

西塚弘一
山形大学
1章②-5　術中OCTの有用性

白神 千恵子
香川大学
1章③-1　黄斑部毛細血管拡張症（macular telangiectasia：MacTel Type 1）と陳旧性網膜静脈分枝閉塞症（old BRVO）

丸子一朗
東京女子医科大学
1章③-2　中心性漿液性脈絡網膜症（CSC）と典型加齢黄斑変性（AMD）
2章③-4　近 視

佐藤 拓
高崎佐藤眼科
1章③-3　ポリープ状脈絡膜血管症（PCV）と中心性漿液性脈絡網膜症（CSC）

沢 美喜
堺市立総合医療センター
1章③-4　網膜血管腫状増殖（RAP）とクラシック型脈絡膜新生血管（classic CNV）

丸山勝彦
東京医科大学
1章③-5　緑内障と病的近視に伴う変化

板谷正紀
はんがい眼科
2章①-1　OCTアンギオグラフィーの原理と基礎

石羽澤 明弘
旭川医科大学
2章①-2　各画角における私の使い方～複数機種使用の経験から～
2章③-1　糖尿病網膜症
3章③-1　糖尿病網膜症

坪井 孝太郎
愛知医科大学
2章②-1　網膜静脈閉塞症

長谷川 泰司
東京女子医科大学
2章②-2　黄斑部毛細血管拡張症／中心性漿液性脈絡網膜症

伊藤逸毅
名古屋大学
2章②-3　増殖糖尿病網膜症

片岡恵子
名古屋大学
2章②-4　加齢黄斑変性／ポリープ状脈絡膜血管症

間瀬智子
旭川医科大学
2章③-1　糖尿病網膜症

富安胤太
名古屋市立大学
2章③-2　網膜静脈閉塞症

平野佳男
名古屋市立大学
2章③-2　網膜静脈閉塞症
3章③-2　網膜静脈閉塞症

森 隆三郎
日本大学
2章③-3　加齢黄斑変性／ポリープ状脈絡膜血管症
3章③-3　加齢黄斑変性

丸子留佳
東京女子医科大学
2章③-4　近 視

五十嵐 遼子
新潟大学
2章③-5　緑内障

相馬剛至
大阪大学
3章①-1　角膜疾患と角膜移植

森 秀樹
東京医科大学
3章①-2　角膜形状の評価

根岸一乃
慶應義塾大学
3章①-3　角膜不正乱視

福田慎一
筑波大学
3章①-4　前眼部偏光OCT

白木幸彦
愛知医科大学
3章②-1　加齢黄斑変性

島田典明
赤羽しまだ眼科
3章②-2　強度近視

土居 真一郎
岡山大学
3章②-4　黄斑手術

森實祐基
岡山大学
3章②-4　黄斑手術

横山 悠
東北大学
3章②-5　緑内障

新田耕治
福井県済生会病院
3章③-4　緑内障

1章

︙

OCT

1章 OCT ①疾患別 撮影・読影ポイント

1 網膜血管病変

辻川明孝　Akitaka Tsujikawa
京都大学大学院医学研究科 感覚運動系外科学 眼科学
〒606-8507　京都市左京区聖護院川原町54

はじめに

　網膜血管疾患ではしばしば黄斑浮腫を伴うが，黄斑浮腫の検眼鏡での評価は熟練を要し，漿液性網膜剝離の評価に至っては不可能であるといってよいであろう．さらに，検眼鏡では定量的な評価はできないので，状態が改善しているのか，悪化しているのかの判断は主観的になってしまいがちである．しかし，OCTを用いることにより，容易に定量的評価が可能となった．今後，糖尿病網膜症・網膜静脈閉塞症に伴う黄斑浮腫に対しては抗VEGF薬が治療の中心となるのは間違いない．その際にもOCTによる評価は欠かすことができない．

網膜静脈分枝閉塞症・網膜中心静脈閉塞症

　網膜静脈分枝閉塞症（BRVO）では毛細血管，静脈の血管内圧が上昇することにより組織内に血漿成分が貯留し，黄斑浮腫を生じる．黄斑浮腫は網膜の膨化とcystoid spaceからなる．BRVOに伴うcystoid spaceは網膜のあらゆる層に形成されるが，中心窩に大きなcystoid spaceを認め，中心窩外には内顆粒層・外網状層を中心に比較的小型のcystoid spaceを伴っていることが多い．急性期のBRVOでは中心窩下の大きなcystoid spaceは隔壁を伴っていることが多い．この隔壁は中心窩の形態形成にかかわっているMüller cell coneであると推測されている．しかし，慢性期になると隔壁は減少し，中心窩には大きな楕円体のcystoid spaceが認められるようになる．さらに，cystoid spaceが遷延すると網膜の細胞自体が減少し，cystoid spaceは長方形に近い形になる．このような状態はcystoid macular degenerationと呼ばれる状態である．視力は0.1以下に低下し，治療の対象にはならないことが多い（図1）．

　網膜中心静脈閉塞症（CRVO）では，急性期には静脈は拡張蛇行し，刷毛状出血を生じる．切迫型CRVOでは黄斑浮腫は伴わないことが多いが，非常に高度な黄斑浮腫を伴うことも多い．また，虚血型CRVOでは，網膜内層は高反射を示し，その結果，網膜外層での反射が減弱していることが多い（図2）．

　OCTで描出される視細胞内節外節接合部ライン（IS/OS）や外境界膜（ELM）が視細胞外層の健全さの指標として有用である．視力は中心窩の視細胞外層の状態に依存している．中心窩下に大きなcystoid spaceが存在していても，cystoid spaceの下のIS/OSやELMが確認できれば，視力は良好であることも多い（図3）．一方，IS/OS

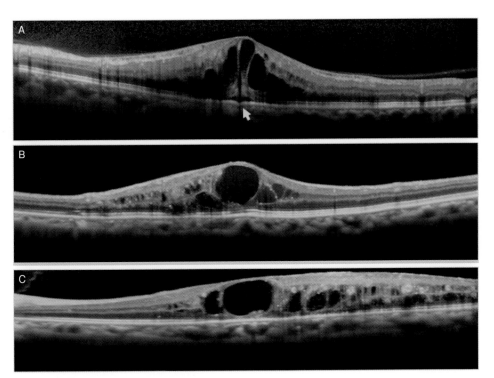

図1　網膜静脈閉塞症に伴う黄斑浮腫
A：急性期の黄斑浮腫．中心窩のcystoid spaceはMüller cell coneの隔壁を伴っている．また，中心窩下には漿液性網膜剝離（矢印）を伴っている．
B：陳旧性の黄斑浮腫．隔壁は消失し，大きな楕円体のcystoid spaceが認められるようになる．漿液性網膜剝離は消失している．
C：cystoid macular degeneration．網膜の細胞自体が減少し，cystoid spaceは長方形に近い形になっている．

やELMが確認できない症例では網膜外層が障害されているので，治療により浮腫が消失してもあまり良好な視力は期待しがたい．

急性期のBRVOはしばしば漿液性網膜剝離を伴っている（図1，2）．OCTを用いることで初めて検出されるような限局性の網膜剝離であることが多い．このような網膜剝離は必ず中心窩を含み，中心窩での丈が最も高い．また，形態的には中心窩で尖ったタイプと，丸いドーム状の網膜剝離があり，前者から後者に移行する例もある．CRVOでは中心窩下に限局した，非常に丈の高い網膜剝離を伴っていることが多い．BRVO，CRVOでは漿液性網膜剝離は急性期にしか認められず，慢性期になると消失することが多い．

急性期BRVOの出血は網膜内層の刷毛状出血が特徴である．急性期BRVOでは，しばしば出血はcystoid spaceや網膜下にも貯留していることがOCTによりわかる．中心窩の大きなcystoid space内の出血はニボーを形成していることが多い．一方，網膜下の出血は網膜剝離の中に見られることが多く，ニボーを形成していることもある（図4）．また，網膜下出血は網膜視細胞外層の障害の原因となるため，中心窩下に貯留した出血は視力予後不良因子の一つとして注意すべき所見である．

BRVOは時に，鼻側など血管アーケード外に発

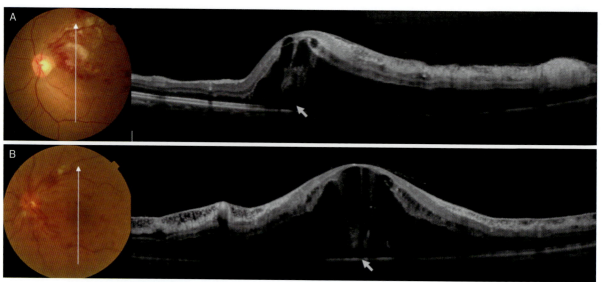

図2　網膜虚血が強い網膜静脈閉塞症
A：BRVO．
B：CRVO．網膜出血は多くないが，網膜内層は高反射を示し，網膜外層での反射が減弱している．
　中心窩下には漿液性網膜剝離（矢印）を伴っている．

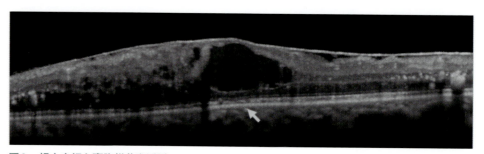

図3　視力良好な囊胞様黄斑浮腫
中心窩下にcystoid spaceを認めるが，その下のIS/OSやELM（矢印）が確認でき、中心窩視細胞外層は障害されていないことがわかる．視力は1.2である．

症することがある．このようなBRVOは硝子体出血を起こさないかぎり視機能には大きな影響を与えないことが多い．しかし，時に，中心窩下の漿液性網膜剝離が視機能障害を生じさせることがある．後極部の網膜剝離は中心窩を含み，網膜外層の肥厚を伴った症例が多い．この現象は，BRVO領域の血管からの漏出により，外網状層を中心に網膜浮腫が生じ，黄斑浮腫が中心窩近傍まで伝わると，Müller cell coneの作用により中心窩の網膜外層に牽引が生じるため網膜剝離が生じると考えられる（図5）．

日常診療でのOCTの撮影の方法としては中心窩を通るアベレイジングを行った縦横のスキャンで十分である．BRVOでは中心窩に病変が及んでいないこともあるので，縦のラスタースキャンも有用である．また，中心窩のcystoid spaceが大きいと，中心窩の中心の同定が難しいことがある．中心窩には網膜内層が存在しないので，cystoid spaceの内縁が最も薄いスキャンを探すことになる．

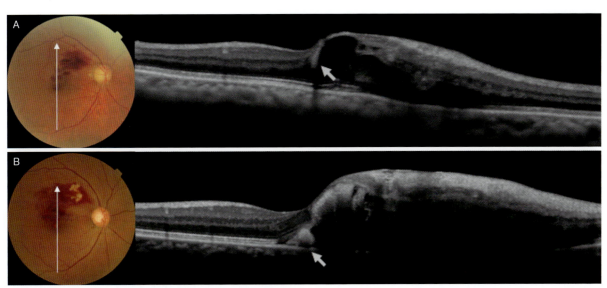

図4 BRVOに伴うcystoid space内の出血，網膜下出血
A：中心窩の大きなcystoid spaceは出血を伴い，ニボーを形成している（矢印）．
B：Cystoid space内の出血と共に，網膜下出血（矢印）も認める．中心窩下に貯留した出血は視力予後不良因子である．

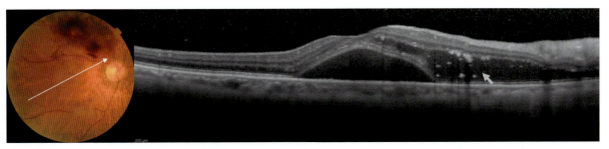

図5 血管アーケード外のBRVOに伴う中心窩下漿液性網膜剥離
中心窩を含む大きな網膜剥離を認め，外網状層の肥厚を伴っている（矢印）．BRVO領域の血管からの漏出により，外網状層を中心に黄斑浮腫が生じる．黄斑浮腫が中心窩近傍まで伝わると，Müller cell coneの作用により中心窩の網膜外層に牽引が生じるため網膜剥離が生じると考えられる．

糖尿病網膜症

　OCTの導入により糖尿病網膜症に伴う黄斑浮腫はsponge-like retinal swelling, cystoid macular edema，漿液性網膜剥離の3種類に分類されるようになった．しかし，OCTが高性能化されるにつれて，sponge-like retinal swelling, cystoid macular edemaは共存することが多く，分類は難しいことがわかってきた．一方，糖尿病網膜症もしばしば漿液性網膜剥離を伴う．BRVO，CRVOと異なり，糖尿病網膜症に伴う漿液性網膜剥離は長期間継続し，また，いったん，軽快した後に再発することもある．通常，中心窩下に丸いドーム状の網膜剥離を認めることが多い．

　糖尿病網膜症でのOCTの重要な所見としてhyperreflective fociを挙げることができる．hyperreflective fociはOCT上で確認される高反射点であり，その成因として種々のものが推測されている．糖尿病網膜症では網膜下液内や感覚網膜内に多数の高反射点として認められることが多い．こ

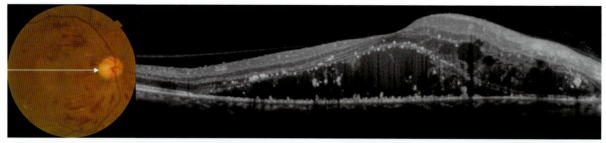

図6 糖尿病網膜症に伴う hyperreflective foci
網膜下や感覚網膜内に多数の高反射点として認められる．hyperreflective foci が集積すると検眼鏡的な硬性白斑になる．漿液性網膜剝離内に hyperreflective foci が認められる症例は治療により，網膜下液が吸収された後に硬性白斑が中心窩下に集積しやすい．

れは硬性白斑の原因であり，hyperreflective foci が集積すると検眼鏡的な硬性白斑になると考えられている（図6）．

糖尿病網膜症では治療後に硬性白斑が中心窩下に集積すると，視力は低下し，回復も期待しがたくなる．漿液性網膜剝離内に hyperreflective foci が認められる症例は治療により，網膜下液が吸収された後に硬性白斑が中心窩下に集積しやすいことが知られており，注意すべき所見である．

網膜細動脈瘤

網膜細動脈瘤は第3分枝以内の網膜動脈に生じる血管瘤のことである．動脈瘤が存在するだけであれば通常自覚症状は伴わないが，血管瘤から出血が生じると急激な視力低下が生じうる．また，動脈瘤からの滲出性変化によって漿液性網膜剝離や黄斑浮腫が中心窩に及ぶと視力低下を自覚する．出血が高度な場合にはOCTの意義は低い．しかし，出血の貯留している層や，中心窩の状態を把握し，治療方針を決定し，視力予後を予測する上でOCTは威力を発揮する．

網膜細動脈瘤は網膜下出血，内境界膜下出血，網膜前出血，硝子体出血などさまざまな形態の出血を生じうる．網膜下出血と網膜前出血（内境界膜下出血）をともに認める場合には網膜細動脈瘤からの出血であることが多い．厚い網膜下出血が中心窩下に及んでいる場合には，早急にガス注入を考慮する．内境界膜下出血は通常類円形で，ニボーを形成していることも多い．中心窩に厚い内境界膜下出血を伴っている場合には，網膜下出血は内境界膜下出血によって圧排され，中心窩下には貯留していないことが多い．その判断にはOCTはきわめて有効である（図7）．

滲出性変化が強い症例においてもOCTは非常に有用である．動脈瘤が中心窩から離れて存在していても，滲出性変化が中心窩に及ぶと視機能は障害される．OCTでは外網状層を中心とした網膜外層の浮腫，漿液性網膜剝離がしばしば検出される．通常，囊胞様黄斑浮腫を伴うことは多くはない．動脈瘤からの浸出液が網膜外層を伝わって後極部に至り，中心窩近傍で網膜下に達すると推測されている（図8）．OCTでは中心窩近傍で網膜外層の裂隙が観察できることもある．滲出性変化が強い症例では動脈瘤に対して光凝固を施行するが，治療効果の判定にもOCTは有用である．

また，OCTは網膜色素上皮下の状態の把握にも有用である．大量の出血を伴っている症例では網膜色素上皮の状態は検眼鏡では判断できないこ

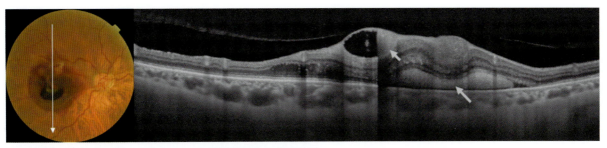

図7　網膜細動脈瘤に伴う網膜下出血，内境界膜下出血（長矢印）
内境界膜下出血（矢印）はニボーを形成している．内境界膜下出血の下には網膜下出血を認めない．

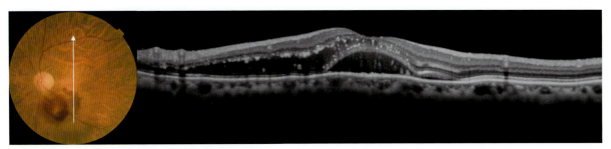

図8　網膜細動脈瘤に伴う中心窩下漿液性網膜剝離
中心窩を含む大きな網膜剝離を認め，外網状層の肥厚を伴っている．網膜細動脈瘤からの漏出により，外網状層を中心に黄斑浮腫が生じている．黄斑浮腫が中心窩近傍まで伝わると，Müller cell coneの作用により中心窩の網膜外層に牽引が生じるため網膜剝離が生じる．多数のhyperreflective fociも伴っている．網膜細動脈瘤からの滲出性変化が遷延すると硬性白斑が沈着しやすい．

とが多い．しかし，OCTでは網膜色素上皮のラインの評価は比較的容易である．動脈瘤からの出血が疑われるような症例でも，網膜色素上皮剝離を伴っている場合には加齢黄斑変性・ポリープ状脈絡膜血管症からの出血である可能性が高い．

2 加齢黄斑変性

三木克朗 Katsuaki Miki
関西医科大学 眼科学教室
〒573-1010 大阪府枚方市新町2-5-1

髙橋寛二 Kanji Takahashi

はじめに

加齢黄斑変性（age related macular degeneration：AMD）の診断・治療には，フルオレセイン蛍光眼底造影（FA），インドシアニングリーン蛍光眼底造影（IA）と同様に光干渉断層計（optical coherence tomography：OCT）による画像診断は必要不可欠である．本稿では，ハイデルベルグ社のHRA2とSpectral domain OCTであるSpectralis® OCTにて加齢黄斑変性におけるOCT撮影の方法と所見を解説する．

Spectralis® OCTの特徴

解像度の高い，目的に応じたOCT画像を撮影するためには，基本的な撮影器械の特徴を知ることが重要である．

Spectralis® OCTのスペックは，中心光源は870nm，スキャン深度は1.9mm，スキャン画角は15～30°，横方向分解能14μm，深さ方向分解能7μm，撮影可能な最小瞳孔径は3mmであり非散瞳でも撮影可能である．Spectralis® OCTの特徴は，優れたアイトラッキング機能と，高速スキャンした画像を加算平均しスペックルノイズを除去することにより高解像度なOCT画像が撮影できることである．また通常のRetina mode（網膜色素上皮より硝子体側，すなわち網膜全層，硝子体腔の一部が撮影可能）に加えて，EDI（enhanced depth imaging）modeでは，網膜色素上皮下より深部の脈絡膜を描出することが可能になった．EDI modeの出現により，原田病や中心性漿液性網脈絡膜症などの脈絡膜に病変をきたす疾患の診断，治療評価にもOCT撮影が非常に有用となった．またHRA2で行ったFA，IA造影画像を元にOCT scan lineを自由に設定できるscan planning tool機能，以前に撮影したOCT画像と同部位を同じ条件（画像加算画像数）で撮影できるset reference機能を有用に使用することでAMDの診断向上につながる．

OCT撮影方法

解像度が高くかつ診断に役立つOCT撮影をするための手順について順を追って解説する．できれば撮影前に，カルテ，FA，IA所見をチェックし，眼底のどの部位に病変が潜んでいるのかを考えることがAMD診断，治療判定に重要である．

1) セッティング（患者ー撮影器具の位置，精神的な準備）

不自然な姿勢で撮影すると，撮影中に体の微動

や，顔の動きで撮影画像の質に低下をきたす．実際に撮影時のセッティングが不良で撮影が難しくなっている場合も多い．まず撮影台に顔を載せる前にいすと撮影台の位置を適切な位置に合わせ，患者が顔を載せた後に微調整し無理せず顎と額がしっかりと撮影台に付くようにセッティングする．両手を撮影台に載せると撮影中，力みにより手で顔を撮影台から遠ざけることがある．そのため筆者は，撮影時には必ず両手を膝の上に置いてもらうよう患者に指示している．実際の臨床現場では，OCT撮影はFA，IA造影後に行われることが多く，患者が疲れていることが多い．撮影前に，OCTではFAと違いまぶしさがないこと，固視点を見る以外は，眼球運動が不要であること，撮影時間が短時間であることを患者に伝えると精神的に安定して撮影ができ，眼球の微動眼振が減少し撮影しやすくなる．

2）OCT撮影（トラッキング）

解像度の高いOCT画像の撮影方法について述べる．実際の撮影画像について図1に示す．まず患者に固視灯を固視するよう指示し，ジョイスティックにて撮影眼カメラを近づける．眼底IR画像（図1A）にて網膜血管にピントが合うようにフォーカスノブを回転し，OCT画像を見てジョイスティック上部ボタンを長押ししトラッキングする．トラッキング時のポイントは，まずしっかりと撮影光が入るようにIR画像全体が明るくなるようにカメラの位置を合わせる．次にトラッキング時のOCT画像の高さはretinal modeではスキャンライン（図2A括弧内「 」）の下端に網膜色素上皮（RPE）のライン（図2A点線）を平行に合わせ，EDI modeではスキャンライン（図2B括弧内「 」）の上端にRPEライン（図2B点線）を平行に合わせる．トラッキング後は撮影時リアルタイム画像（図1B）を確認し，OCT画像の

RPEラインが傾くことがあれば，ジョイスティックを上下左右に随時動かしながら，つねに安定して投射光が眼内に入射するようにする．AMD患者は固視不良であることが多く固視灯が認識できない．その場合は撮影眼の僚眼で撮影者の顔を見てもらい，固視してもらう．そうすることにより周辺OCT画像の反転，固視微動によるOCT画像のぶれを少なくできる．また適度に瞬目させることも必要である．

3）AMDにおけるOCT撮影

AMDの病変は主として黄斑部であるが病巣の中心部はつねに中心窩下に存在するわけではないため，病巣を中心に撮影することが必須である．さまざまなスキャンパターンがあるが，当院でのOCT基本撮影は，①Line パターン（画角30°：水平断，冠状断　加算平均数は任意）のretina modeとEDI mode，②starパターン（画角15°：角度45°で4 scan line 加算平均数は30）のretinal mode，③3D ラスタパターン（画角20°7 line retinal mode）の3種類で，黄斑部を含めた病巣の取り忘れを防ぐよう努めている．個々の撮影パターンのポイントについて述べる．

Lineパターン撮影時のポイントは，必ず中心窩下を含む黄斑部をスキャンする点である．トラッキング後にスキャンバー（図1A矢印）をマウスで移動させ必ず中心を中心窩下に移動させる．病変が中心窩を含まない場合でも，水平断，冠状断を撮影する．またFA，IA画像で病変の範囲を確認し，最大径と最小径をスキャンすることが望ましい．続いてEDI modeを撮影する．トラッキング後の加算画像数（図1G）は症例にもよるがLineパターンのretinal modeでは少なくとも80枚，または撮影OCT画面（図1C）で視細胞外接内接ライン（IS/OSライン）が認識できるまで撮影する．EDI modeでは加算画像数（図1G）は100枚，

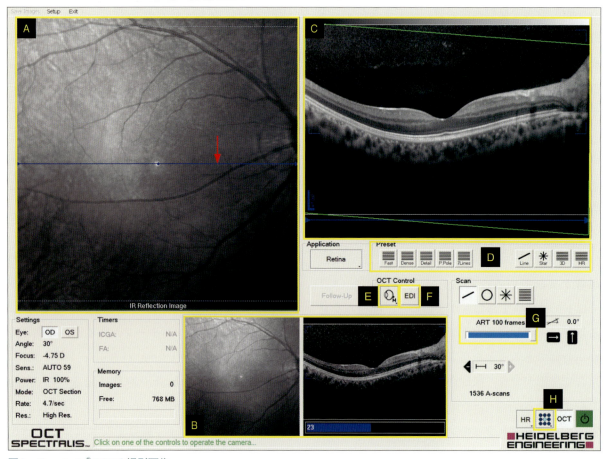

図1 Spectralis®OCTの撮影画像
A：トラッキング時の眼底IR画像　　B：撮影時リアルタイムIR画像（左），OCT画像（右）
C：OCT加算画像　　D：OCTスキャンタイプ　　E：撮影眼球サイズ　　F：EDIボタン
G：OCTオートトラッキング数　　H：撮影時固定指標

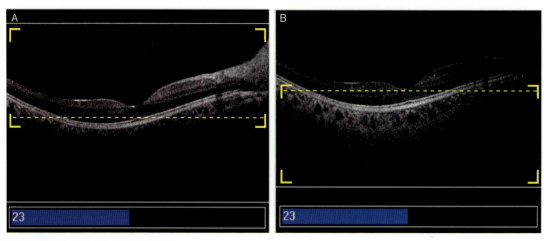

図2 撮影時リアルタイムOCT画像
A：retinal mode
B：EDI mode

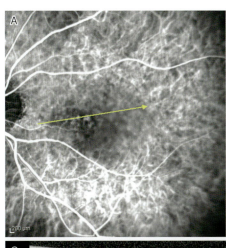
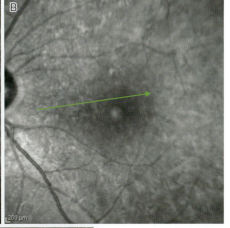
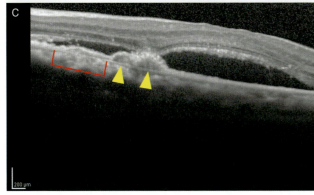

図3　scan planning tool機能
A：HRA2によるICG画像：黄色がscan planning toolにて設定したOCTスキャンライン．ライン部位にはポリープ状病巣と異常血管網が描出されている．
B：OCT撮影時のIR画像：緑ラインがアイトラッキング機能によりスキャンされたOCTスキャンバー．
C：OCT画像－異常血管網を示すdouble layer sign（赤線）とポリープ状病巣（矢頭）が描出されている．

またはchorio-scleral interfaceが認識できるまで撮影するのが望ましい．撮影時間が許せば，トラッキング後にスキャンバー（図1A矢印）を回転させ，異常所見の有無をOCT画像（図1C）にて確認し，発見できればその部位のOCT撮影を施行する．

　Starパターンのポイントは，Lineパターン時に黄斑部の位置をIR画像（図1A）で確認し，その部位にstar lineスキャンバーの中心をマウスで移動させることである．

4）scan planning tool機能

　AMDの病巣は主に黄斑部であるが，ポリープ状脈絡膜血管症（polypoidal choroid vasculopathy：PCV）のポリープ状病巣は，しばしば中心窩外にあり，その部位がうまくスキャンされていない場合もある．このような場合，scan planning tool機能を用いOCT撮影を行うと造影結果と組み合わせることで診断向上につながる．HRA2によって撮影されたIA画像（図3A）から任意のOCTスキャンライン（画角15°，20°，30°，方向，スキャンパターンも任意）を設定する．図3AにIA早期画像から，ポリープ病巣と異常血管網がスキャンできるよう，スキャンラインを設定した例を示した．図3BのIR画像では眼底の同部位でOCT撮影を行うことが確認できる．同部位のOCT画像（図3C）ではIAで得られた結果と同様，異常血管網とポリープ状病巣が確認できた．他機種のOCTでもFA，IA造影の結果を参考に，任意でlineスキャンを選択することが推奨される．

　また経過観察や治療効果判定には，set

reference機能を用いると次回撮影時に同部位のOCT画像を同じ条件（部位，加算画像数も同じ）で撮影でき，病変の変化が詳細に観察できる．

AMDのOCT読影

滲出型AMDは典型加齢黄斑変性（typical AMD），ポリープ状脈絡膜血管症（polypoidal choroidal vasculopathy：PCV），網膜血管腫状増殖（retinal angiomatous proliferation：RAP）の3病型に分類される．それぞれの病型での典型例を示す．

1) Typical AMD（図4）

症例の眼底所見（図4A）は，黄斑部に網膜色素上皮萎縮と漿液性網膜剥離があり，漿液性網膜剥離の周辺に硬性白斑を認めた．FA（図4B）では，病変部は顆粒状過蛍光を呈し，occult CNVを示唆する所見があった．IAの早期像（図4C）では，網目状血管が認められ，後期像（図4D）ではplaqueと呼ばれるoccult CNV（type 1 CNV）に特徴的な地図状組織染を認めた．OCT画像の病変の垂直断（図4F）では漿液性網膜剥離（図4F※），網膜色素上皮（RPE）とブルッフ膜の間に脈絡膜新生血管を示唆する中等度反射がみられ，いわゆるdouble layer signを示していた．網膜内には，hyperrefractive foci（矢頭▼）と硬性白斑（矢印↓）を認めた．

2) PCV

症例の眼底所見（図5A）は，中心窩耳側に橙赤色隆起病巣と網膜下フィブリンを示唆する灰白色滲出物を認め，その耳側に大きい出血性色素上皮剥離（pigment epithelium detachement：PED）を認めた．出血が下方に沈下しているためニボーを呈していた．FA（図5B）では，橙赤色隆起病巣に一致して面状過蛍光を認め，出血性PEDの出血成分により脈絡膜背景蛍光がブロックされニボーがはっきりと描出されていた．IA早期像では，異常血管網と多数のポリープ状病巣を認める．OCTはネットワーク血管とポリープ状病巣，中心窩が一枚に収まるline scanで撮影した．OCT画像では，異常血管網を示すdouble layer sign，網膜下にはフィブリンを示す高反射域，ポリープ状病巣を示すRPEの急峻な隆起と内部反射を認めた．PCVにおけるポリープ状病巣は，RPE下に存在し，RPEを下から突き上げるように描出される．OCTでポリープ状病巣の中身は充実性の中等度の内部反射を示し，場合によって病巣内の血管が丸い陰影として描出されることもある．

3) RAP

症例の眼底所見（図6A）は黄斑部に網膜下出血とその耳上側に硬性白斑を認めた．FA早期（図6B）では，中心窩上方に結節状過蛍光（hot spot：矢頭）を認め，黄斑部は網膜下出血による脈絡膜背景光のブロックを認めた．IA早期（図6C）では，FAと同部位にRAPの病巣を示す結節状過蛍光（hot spot：矢頭）を認め網膜血管が脈絡膜側に流入しているように見えた（retinal-choroidal anastomosis：RCA）．OCT画像はFA，IAで点状過蛍光と中心窩を結ぶラインでスキャンした．OCT画像（図6D）では網膜下新生血管（subretinal neovascularization：SRN）が網膜色素上皮の断裂している部位（矢印の間）に連結しているように見える．中心窩下に色素上皮下新生血管と囊胞様黄斑浮腫と色素上皮剥離（※）を認め，RAP stageⅢに特徴的な所見である．

以上，AMDのOCT撮影は，FA，IA造影の所見をもとに病態を考えスキャンラインを選択すべきことを強調したい．

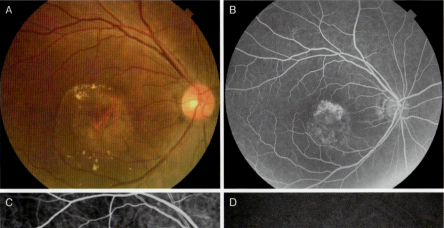
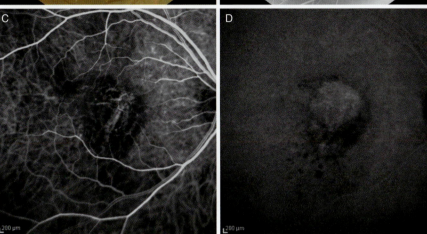
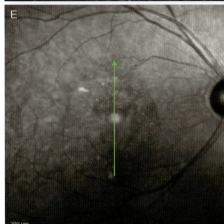
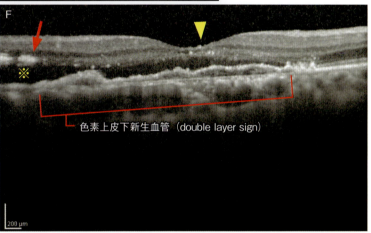

図4 典型加齢黄斑変性（t-AMD）

A：眼底所見．黄斑部に漿液性網膜剝離，網膜色素上皮萎縮，硬性白斑を認める．
B：FA 黄斑部に顆粒状過蛍光（occult CNV）がみられる．
C：IA早期．網目状血管が描出されている．
D：IA後期．plaque（type 1 CNV）が描出される．
E：OCT IR画像．
F：OCT（retinal mode15°：色素上皮下新生血管を示す double layer sign（赤線），漿液性網膜剝離（※），硬性白斑（矢印），hyperreflective foci（矢頭）が見られる．

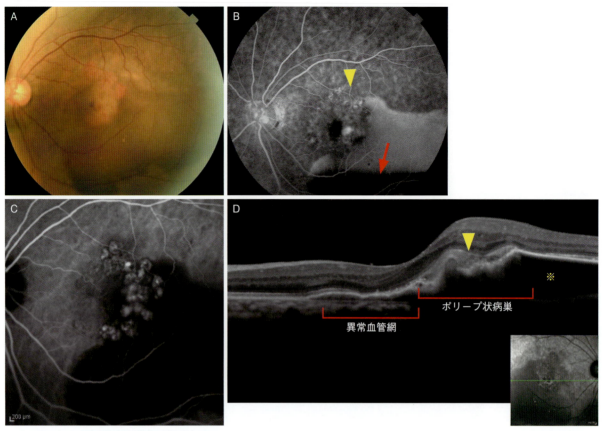

図5　ポリープ状脈絡膜血管症（polypoidal choroidal vasculopathy：PCV）
A：眼底所見．黄斑部に橙赤色隆起病巣と網膜下フィブリン，その耳側に出血性色素上皮剥離（hemorrhagic PED）を認める．
B：FA．面状過蛍光（矢頭）を橙赤色隆起病変に認める．hemorrhagic PED の出血成分がニボー（矢印）として確認できる．
C：ICG早期．異常血管であるネットワーク血管と橙赤色隆起病巣に一致したポリープ状病巣を認める．
D：OCT（retinal mode 30°line scan）．double layer sign：ICG でのネットワーク血管に一致する，hemorrhagic PED（※），FA でのニボーに一致し境界明瞭な低反射領域（出血成分）が認められる．tomographic notch sign，カラーでの橙赤色隆起病変，ICG でのポリープ状過蛍光に一致して認められる網膜色素上皮下の病変，内部は充実した中反射領域となる，網膜下フィブリン（矢頭）カラーの黄白色病変に一致している．

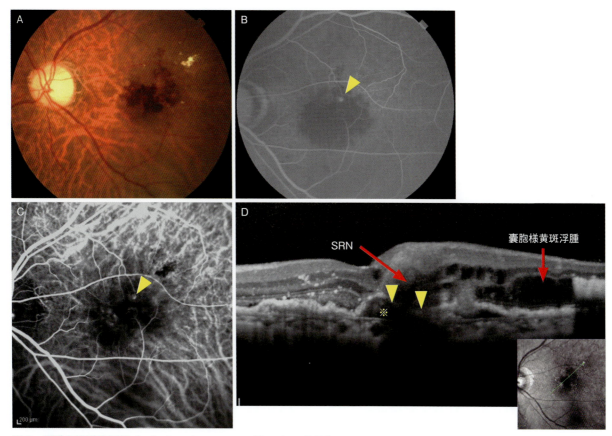

図6 網膜血管腫状増殖（retinal angiomatous proliferation：RAP）
A：眼底所見．黄斑部に網膜下出血とその耳上側に硬性白斑を認める．
B：FA早期．中心窩上方に点状過蛍光（hot spot：矢頭）を認める．網膜下出血による脈絡膜背景光のブロックを認めた．
C：IA早期．FAと同部位に点状過蛍光（hot spot：矢頭）を認め網膜血管が脈絡膜側に流入しているように見える（retinal-choroidal anastomosis：RCA）．
D：OCT（retinal mode 15°line scan）．FA，ICGでhot spotになっている部位をスキャンしている．網膜下新生血管（subretinal neovascularizatino：SRN）が網膜色素上皮の断裂している部位（矢頭と矢頭の間）向かって走行している．中心窩下に色素上皮下異常血管と囊胞様黄斑浮腫と色素上皮剥離（※）を認めた．

3 緑内障

北 善幸 Yoshiyuki Kita
杏林大学医学部 眼科学教室
〒181-8611　東京都三鷹市新川6-20-2

はじめに

　スペクトラルドメイン方式のOCT（SD-OCT）により，視神経乳頭部の網膜神経線維層（cpRNFL）厚だけでなく黄斑部網膜内層厚（網膜神経線維層＋神経節細胞層＋内網状層）を測定できるようになった．緑内障の本態は，網膜神経節細胞死によって導かれる進行性の眼底の構造変化であり，網膜神経節細胞の70％近くが存在する黄斑部網膜内層厚の評価は，緑内障の早期発見に有用な可能性がある．網膜内層厚の測定プログラムが内蔵されているSD-OCTは数社から発売されているが，RTVue-100（Optovue社）では，この3層を合わせて神経節細胞複合体（ganglion cell complex：GCC）と呼称している．本稿では，RTVue-100の2つの緑内障診断プログラム（ONH，GCCプログラム）を中心に，緑内障眼に対するOCT撮影について解説する．

撮影方法

　信頼性のある解析をするには，良い画像を撮る必要があり，屈折異常の強い眼や，白内障などの中間透光体混濁例，固視不良例，縮瞳例などは画像が悪くなる可能性がある．RTVue-100では画質はsignal strength indicator（SSI）で表示される．SSIが良好でもセグメンテーションエラーが生じていることがあるので，Bスキャンで確認する必要がある（図1）．セグメンテーションエラーが生じている場合，再検が必要である．

ONHプログラム

　視神経乳頭の形状解析およびcpRNFL厚測定のプログラムである（図2）．cpRNFLは乳頭中央を中心とした直径3.45mmの円周上の厚みが表示される．RNFL厚の判定では年齢をマッチングさせた正常眼データベースと比較し，正常範囲が緑，95％予測区域から外れた範囲が黄色，99％予測区域から外れる範囲が赤色で表示される（図2）．ただし，cpRNFLの測定部位は直径3.45mmで固定されているが，視神経乳頭の大きさには個人差があるため，cpRNFLの測定部位と視神経乳頭縁の距離は一定ではない．cpRNFL厚は視神経乳頭からの距離が離れるほど薄くなる．

GCCプログラム

　GCCプログラム（図2）は黄斑部7×7mmの

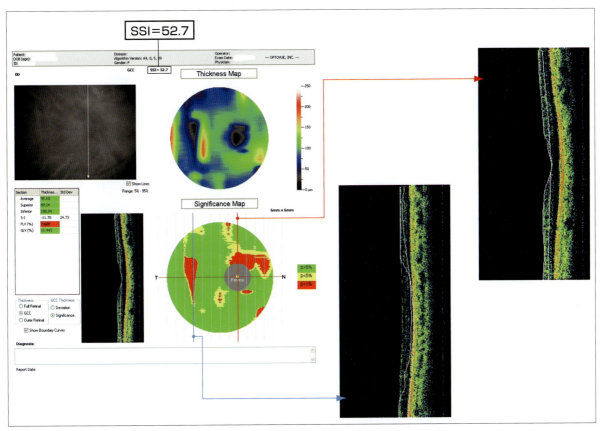

図1　セグメンテーションエラー（GCCプログラム）
SSIは52.7と良好であるが、セグメンテーションエラーが生じている。GCCプログラムでは15本の垂直スキャンを施行しており、赤色の垂直スキャンは自動セグメンテーションにはほぼ問題がないが、青色で示した垂直スキャンにはセグメンテーションエラーを認める。プリントアウトされた解析結果には、1本の垂直スキャンしか表示されないが、それぞれの垂直スキャンのセグメンテーションエラーを確認する必要がある。

GCC厚、網膜外層厚、網膜全層厚が自動で測定できる。緑内障眼では進行すると網膜外層厚はあまり変化がないのに対し、GCC厚は減少する[1,2]。GCC厚は全体の平均と上側および下側の平均しか表示されないが、Significance Mapに正常範囲が緑、95％予測区域から外れた範囲が黄色、99％予測区域から外れる範囲が赤色で表示されるため、測定範囲の中でどこが菲薄しているか判明する。

注意点

うまく撮影できたOCTの解析結果のSignificance mapに赤や黄色の部分があれば緑内障と診断できるかというとそうではない。過去に正常眼のGCC厚の範囲は76.6〜119.8μmと報告[1]されているように正常眼のGCC厚やcpRNFL厚には広い個体差が存在する。しかしながら、正常眼であっても正常眼データベースの95％予測区域から外れた範囲は黄色や赤色で表示される。

普段、OCTの測定結果とOCTに搭載されている正常眼データベースを比較した解析結果から正

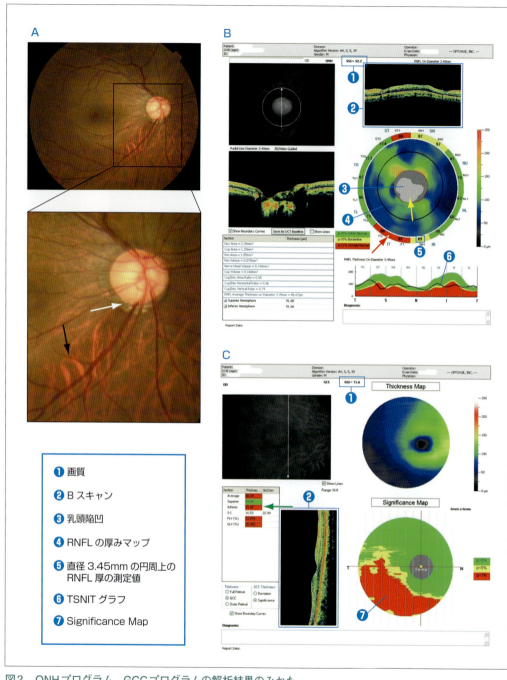

図2 ONHプログラム，GCCプログラムの解析結果のみかた

Aは40歳，男性の右眼原発開放隅角緑内障のカラー眼底写真である．下耳側の乳頭陥凹拡大（白矢印）と，神経線維層欠損（NFLD）（黒矢印）がある．OCTの解析結果を示す（B：ONHプログラム，C：GCCプログラム）．まず，画質を表すSSIを確認し50以上あることと，Bスキャンからセグメンテーションエラーがないかどうかを確認する．それから解析結果を確認する．RNFL厚の解析（B）：この症例では耳側下方にNFLDが存在するため，その部分に一致してRNFL厚が薄くなっており（赤矢印），赤色で示されている．乳頭内の色が薄い灰色部が陥凹部であり拡大しているのが確認できる（黄矢印）．GCC厚の解析（C）：Significance mapでGCCの減少を確認する．正常眼データーと比較してGCC厚が薄い部分は赤や黄色で示される．NFLDに一致して，下半分のGCCは72.47μmと減少し，赤色で表示されている（緑矢印）．上半分のGCCは正常範囲内である．

常か異常かどうかを判断することが多い．しかしながら，緑内障がない近視眼に対してOCTを用いて解析するとしばしば異常（偽陽性）を示す結果が示される．これは，緑内障がない近視眼においてもGCC厚やcpRNFL厚が薄く測定されるが[3]，解析の際にRTVue-100の正常眼データベースと患者の屈折値をマッチしていないために偽陽性の解析結果が生じると考えられる．そのため，近視眼の解析結果の解釈には注意が必要である．また，同様の理由から白内障手術や屈折矯正手術の既往がある場合は，元来の屈折値がどの程度であったか確認する必要がある．元来からGCC厚が薄いのか，緑内障で薄くなっているのかどうかを知る判断材料として網膜外層厚を確認することも有効である．これは網膜外層厚とGCC厚は正の相関をするため，網膜外層厚が薄い症例はもとからGCC厚も薄い可能性がある[4]（図3，4）．

さらに，cpRNFL厚やGCC厚の減少は緑内障だけでなく，パーキンソン病や多発性硬化症などの他の疾患でも減少するため[5,6]，注意が必要である．

Preperimetric glaucoma眼のGCC厚の範囲（68.6〜114.6 μm）[1]と正常眼のGCC厚の範囲を比較すると，重なり合っているところが多くあることがわかる．つまりGCC厚だけから正常か緑内障かを判断することは困難である．そのため，最終的には視神経乳頭の所見などとOCTの結果が一致しているかどうか確認する必要がある．

おわりに

OCTは緑内障診療に必須の検査機器ではないが，補助として非常に有用な機械である．しかしながら，他の疾患や近視によってcpRNFL厚やGCC厚が薄く測定されているにもかかわらず，これらが薄いことを理由に緑内障と診断されている場合があるかもしれない．普段からOCTの検査結果を鵜呑みにせず，自分の診察した結果とOCTの結果を照らし合わせながら，外来診療で使用していく必要がある．

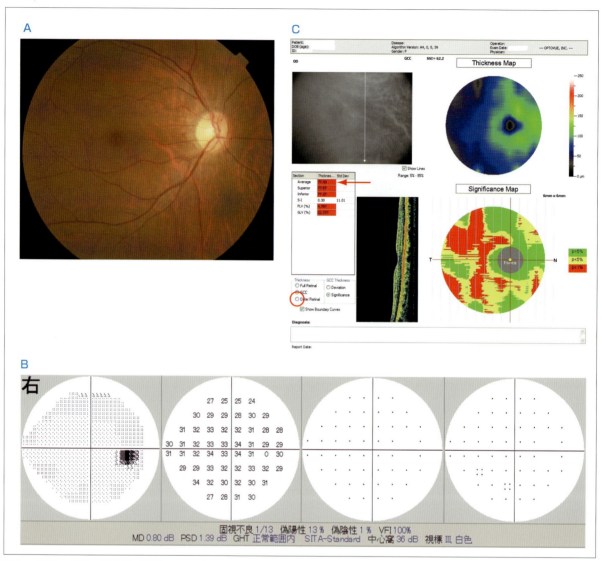

図3 63歳,女性,正常眼(屈折+0.75D)
右眼眼底写真(A)では緑内障性視神経症はなく,ハンフリー視野(B)でも異常を認めない.GCCプログラム(C)の解析結果ではGCC厚(77.43μm)が薄いことを示している(赤矢印).この症例は網膜外層厚が155.92μm(日本人正常眼の平均網膜外層厚は169.05μm)と薄く,もともとGCC厚が薄いために,正常眼データベースとの比較では,異常と判定されてしまったと考えられる.網膜外層厚は上図の赤丸部をクリックすることで自動的に測定値が表示される.

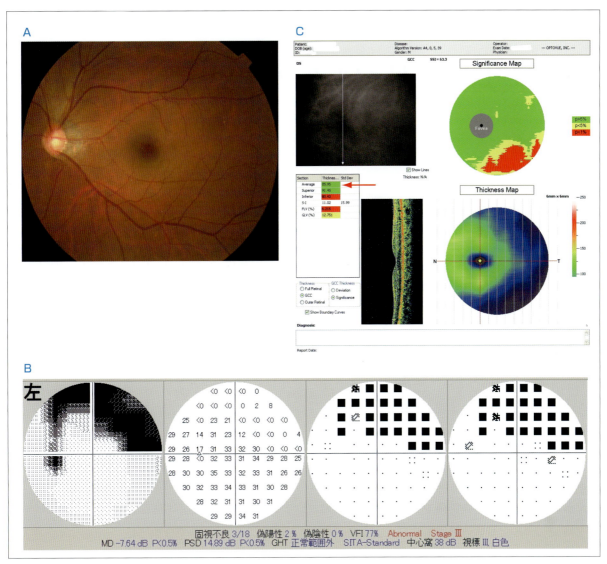

図4　51歳，男性，原発開放隅角緑内障（屈折－5.5D）

左眼眼底写真（A）では乳頭陥凹拡大とNFLDがある．ハンフリー視野（B）の結果を示す．MD値は－7.64dBであった．GCCプログラム（C）では下方GCC厚の減少がある．視野障害の程度からは中期緑内障であるが，全体の平均GCC厚は85.95μmと正常範囲内（赤矢印）を示している．この症例は，網膜外層厚が178.48μmと正常眼の平均値（日本人正常眼の平均網膜外層厚は169.05μm）より厚いため，緑内障発症前のGCC厚が厚かった症例と考えられる．そのため，緑内障によりGCC厚が減少しても正常範囲内であったと考えられる．

文　献

1) Tan O, et al. Detection of macular ganglion cell loss in glaucoma by fourier-domain optical coherence tomography. Ophthalmology. 116, 2009, 2305-14.
2) Kita Y, et al. Ability of optical coherence tomography-determined ganglion cell complex thickness to total retinal thickness ratio to diagnose glaucoma. J Glaucoma. 22, 2013, 757-62.
3) Zhao Z, et al. Effect of myopia on ganglion cell complex and peripapillary retinal nerve fiber layer measurements: a fourier domain optical coherence tomography study of young Chinese persons. Clin Experiment Ophthalmol. 41, 2013, 561-6.
4) Kita Y, et al. Relationship between macular ganglion cell complex thickness and macular outer retinal thickness: a spectral domain-optical coherence tomography study. Clin Experiment Ophthalmol. 41, 2013, 674-82.
5) Hajee ME, et al. Inner retinal layer thinning in Parkinson disease. Arch Ophthalmol. 127, 2009, 737-41.
6) Walter SD, et al. Ganglion cell loss in relation to visual disability in multiple sclerosis. Ophthalmology. 119, 2012, 1250-7.

黄斑円孔の手術とOCT

栗山晶治　Shoji Kuriyama
洛和会音羽病院アイセンター
〒607-8062　京都市山科区音羽珍事町2

はじめに

　光干渉断層計（以下OCT）が開発される以前より黄斑円孔は硝子体手術によって閉鎖することが分かっており，実際にこれまでさまざまな工夫を凝らした硝子体手術がなされ，現在も新たな併用術式が開発されつつある．一方，OCTの進歩とともに黄斑円孔の発生過程や手術後の閉鎖過程などに関してもさまざまな新たな知見が見付かっており，現在もなお新たな知見が生み出されつつある．ここでは，最新のOCT所見を踏まえたうえで黄斑円孔の分類および硝子体手術後の治癒過程を解説し，また最新の併用術式による黄斑円孔の閉鎖状態を解説したい．

黄斑円孔のステージ分類

　特発性黄斑円孔のステージ分類は長らくGass[1]のものが使用されてきたが，これはOCTが開発される以前のものであり，OCTによる詳細な網膜硝子体界面の観察が可能になった現在，新たな分類が2013年にThe International Vitreomacular Traction Study Group（以下国際VMT Study）により提唱された[2]．Gassの分類と国際VMT Studyの分類を対応させたものを表1に示す．

　国際VMT Studyでの分類では全層黄斑円孔を最小円孔径（small，medium，large），硝子体黄斑牽引（以下VMT）の有無，primaryかsecondaryかの3項目で分けている．primaryとはVMTが主因で生じた黄斑円孔であり，secondaryとは外傷，強度近視，黄斑分離や黄斑浮腫などに続発して生じた黄斑円孔を指す．例えば，最小円孔径が200μmの特発性黄斑円孔は後部硝子体剥離（以下PVD）が生じていればGass分類ではStage4となり，国際VMT Studyの分類ではsmall hole，VMT（－），primaryと定義されるが，一方，PVDが生じていなければGass分類ではStage2，国際VMT Studyの分類では，small hole，VMT（＋），primaryとなる（図1）．また，Gass分類ではStage1とされたいわゆる切迫黄斑円孔は国際VMT Studyの分類では単なるVMTとなる．

黄斑円孔に対する手術

　黄斑円孔に対する硝子体手術は，1991年のKellyとWendel[3]の論文に始まる．1995年にBrooks[4]が硝子体手術に内境界膜剥離を併施することの有効性を発表し，さらに2000年にKadonosonoら[5]が内境界膜をインドシアニングリーン（以下ICG）で染色する方法を発表し，内

表1…Gass分類と国際VMT Study分類の比較

Gass分類	国際VMT Study分類
Stage 1：impending hole	VMT
Stage 2：small hole（＜400μm）	small（≦250μm）or medium（250＜,≦400μm）hole
Stage 3：large hole（≧400μm）	large（＞400μm）or medium hole
Stage 4：FTMH with PVD	FTMH without VMT

FTMH；Full Thickness Macular Hole
VMT；Vitreomacular Traction
PVD；Posterior Vitreous Detachment

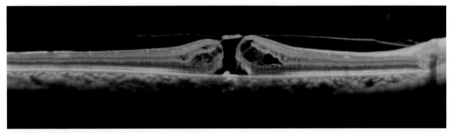

図1：最小円孔径が200μm以下の特発性黄斑円孔
後部硝子体剥離が生じておらず，Gass分類ではStage 2となり，国際Vitreomacular Traction（VMT）Studyの分類ではsmall hole，VMT（＋），primaryと定義される．

境界膜剥離が格段に容易な手技となったことにより以降，黄斑円孔に対する内境界膜剥離併施硝子体手術はgold standardとなった（図2）．いくつかの前向き無作為化臨床試験[6, 7]においても，内境界膜剥離併施硝子体手術は，90％以上の高い円孔閉鎖率を示している．

内境界膜の染色方法に関しては，ブリリアントブルーG，トリパンブルー，ICG，トリアムシノロンアセトニドなどが用いられている．ICGはその網膜毒性の点から使用濃度および使用方法には注意する必要がある．また，タンポナーデガスは，空気あるいは六フッ化硫黄が使用されることが多い．

特発性黄斑円孔の閉鎖過程は，円孔周囲組織の架橋形成に始まり，その後，外顆粒層が引き寄せられて閉鎖する．典型的な硝子体手術後の閉鎖過

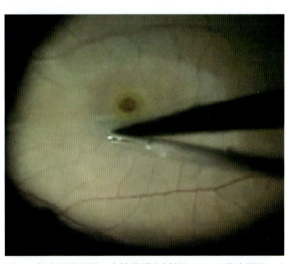

図2 黄斑円孔周囲の内境界膜を剥離している術中画像
インドシアニングリーンにて内境界膜を染色した後に，約2乳頭径の範囲の内境界膜を剥離している．

程を図3に示す．術後早期よりouter foveal defectが生じ，これは約30％が術後1年経過しても残るが，視力には影響しないことが分かってい

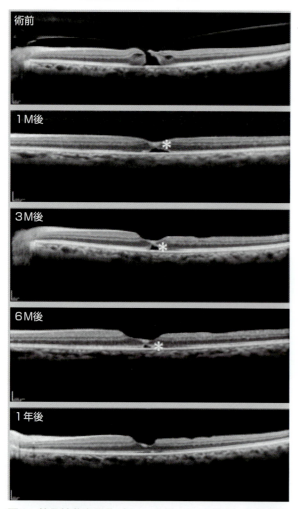

図3 特発性黄斑円孔（Gass分類Stage2相当）の典型的閉鎖過程
1カ月後にはouter foveal defct（＊）が生じており，6カ月後まで残存するが1年後には消失している．

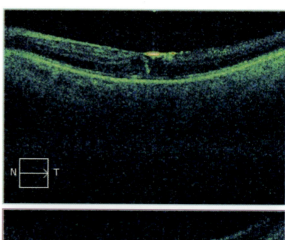
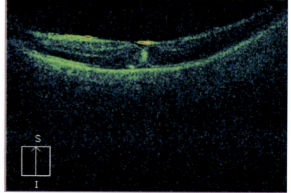

図4 内境界膜翻転法を施行した黄斑円孔の術翌日光干渉網膜断層像
スペクトラルドメイン光干渉網膜断層撮影装置を使用すればガス下でも黄斑円孔が閉鎖していることが確認できる．

る[8]．また，円孔閉鎖は術後早期に始まり，スペクトラルドメインOCTを用いれば術後2日以内に黄斑円孔が閉鎖していることが約8割の症例で確認できる[9]（図4）．

難治性黄斑円孔に対する手術

特発性黄斑円孔の多くが，標準的な硝子体手術によって閉鎖するのであるが，それでもなお閉鎖しない黄斑円孔が存在することも分かってきた．特発性黄斑円孔でもその径が400μmを超えるものをはじめとして，国際VMT studyの分類におけるsecondaryに属する黄斑円孔が難治性のものとして挙げられる．

特発性の大型黄斑円孔（径＞400μm）に対しては，2010年にMichalewskaら[10]がInverted Internal Limiting Membrane Flap Technique（以下内境界膜翻転法，図5・6）を併施することにより黄斑円孔の閉鎖率が98％となり（対象とした内境界膜剥離法の閉鎖率は88％），12カ月後

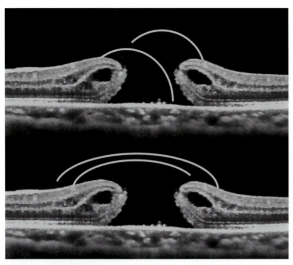

図5　内境界膜翻転法のシェーマ
翻転した内境界膜を円孔に埋め込む方法（上段）と円孔に被せる方法（下段）がある．

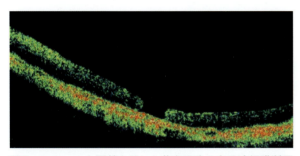

図7　flat-openな閉鎖を呈した黄斑円孔の光干渉網膜断層像

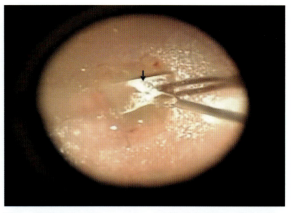

図6　黄斑円孔に覆いかぶさった翻転内境界膜の術中画像
トリアムシノロンアセトニドにて内境界膜を染色した後に，約2乳頭径の範囲の内境界膜を剝離翻転した．矢印は翻転した内境界膜．

の術後視力においても内境界膜翻転法は内境界膜剝離法よりも有意に良好な改善を得たことを発表した．特筆すべきことは，その円孔の閉鎖形態で，flat-openな閉鎖（図7）は内境界膜翻転法ではわずか2％にとどまり（内境界膜剝離法では19％），ほとんどが円孔底の網膜色素上皮の上に神経網膜の存在を認めた（図8）．

その後，2013年に筆者ら[11]が強度近視黄斑円孔および強度近視黄斑円孔網膜剝離に対しての内境界膜翻転法の有効性を報告し（図9），また2014年にはMichalewskaら[12]が同様に強度近視黄斑円孔に対する内境界膜翻転法の有効性を報告している．

すでに内境界膜剝離を施行してしまい，それでも円孔閉鎖に至らなかった難治症例ではMorizaneらが他の部位の内境界膜を剝離除去し，円孔内に埋め込む方法を報告している[13]（図10）．

内境界膜翻転法の円孔閉鎖機序として，Michalewskaらは，翻転された内境界膜が基底膜となってそこにグリアの増殖が生じるためと考えている．術後の翻転内境界膜に関してはOCTで，中心窩上や円孔内に膜様物として観察される場合（図11）もあれば，閉鎖円孔内にやや輝度の高い部分として観察される場合もあり，また，まったく観察されない場合もある．

内境界膜翻転法により閉鎖した黄斑円孔のOCTによる中心窩微細構造についてはHayashiら[14]が報告しており，術後半年においてellipsoid zoneは特発性大型黄斑円孔では43％で回復，強度近視黄斑円孔では29％，強度近視黄斑円孔網膜剝離では17％が回復となっている（表2）．これより黄斑円孔網膜剝離ではその視細胞はかなり破壊されてしまっており，たとえ円孔が閉鎖されても視力回復はあまり期待できないと考察されている．

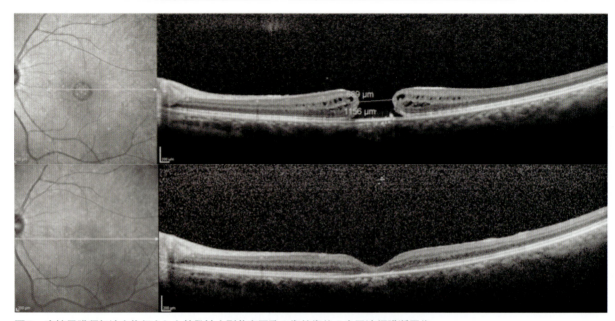

図8　内境界膜翻転法を施行された特発性大型黄斑円孔の術前術後の光干渉網膜断層像
64歳女性の特発性大型黄斑円孔（最小径689μm）．術前矯正視力0.09．内境界膜翻転法を施行し，黄斑円孔は閉鎖．術後矯正視力0.1．

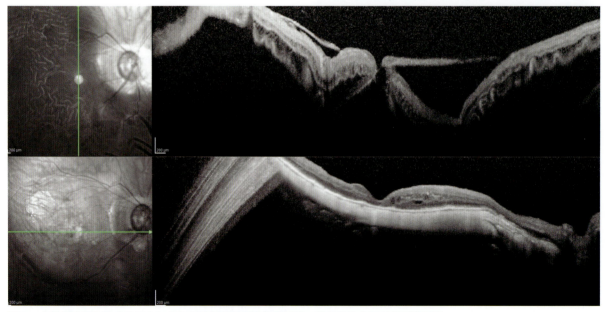

図9　内境界膜翻転法を施行された強度近視黄斑円孔網膜剝離の術前術後光干渉網膜断層像
術後網膜は復位し，黄斑円孔は閉鎖している．

おわりに

　内境界膜翻転法などの新しい術式により多くの黄斑円孔が高い確率で閉鎖するようになったが，その閉鎖機序などについてはなお不明な部分が多い．今後，さらに解像度の増したOCTの出現，あるいは網膜断層像の新たな観察器械が登場することにより黄斑円孔の閉鎖機序などが明らかにされていくことを期待したい．

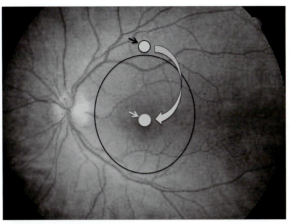

図10 自己内境界膜移植のシェーマ
すでに内境界膜剥離を施行された症例では，残った内境界膜を剥離しそれを円孔に埋め込むことにより内境界膜翻転法と同様の効果を得ることができる．白矢印が指す白丸が黄斑円孔．黒矢印が指す黒縁白丸が剥離した内境界膜．黒縁の円がすでに内境界膜剥離が施行され，内境界膜が存在しない範囲を示す．

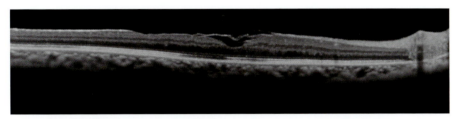

図11 内境界膜翻転法を施行された黄斑円孔の術後半年後の光干渉網膜断層像
中心窩の上に内境界膜と思われる膜様組織が確認できる．

表2…各黄斑円孔の術後中心窩微細構造の比較

	ellipsoid zone（＋）			外境界膜（＋）		
	1カ月後	3カ月後	6カ月後	1カ月後	3カ月後	6カ月後
特発性黄斑円孔（n=7）	0（0％）	1（14％）	3（43％）	1（14％）	2（29％）	4（57％）
強度近視黄斑円孔（n=7）	0（0％）	1（14％）	2（29％）	0（0％）	1（14％）	3（43％）
強度近視黄斑円孔網膜剥離（n=6）	0（0％）	1（17％）	1（17％）	0（0％）	1（17％）	1（17％）

文 献

1) Gass JD. Idiopathic senile macular hole. Its early stages and pathogenesis. Arch Ophthalmol. 106, 1988, 629-39.
2) Duker JS, et al. The international vitreomacular traction study group classification of vitreomacular adhesion, traction, and macular hole. Ophthalmology. 120(12), 2013, 2611-9.
3) Kelly NE, et al. Vitreous surgery for idiopathic macular hole. Results of a pilot study. Arch Ophthalmol. 109, 1991, 654-9.
4) Brooks HL Jr. ILM peeling in full thickness macular hole surgery. Vitreoretinal Surgery and Technology. 7, 1995, 2L1-4.
5) Kadonosono K, et al. Staining of internal limiting membrane in macular hole surgery. Arch Ophthalmol. 118, 2000, 1116-8.

6) Christensen UC, et al. Value of internal limiting membrane peeling in surgery for idiopathic macular hole stage 2 and 3 : a randomized clinical trial. Br J ophthalmol. 93, 2009, 1005-15.
7) Lois N, et al. Internal limiting membrane peeling versus no peeling for idiopathic full thickness macular hole : a pragmatic randomized controlled trial. Invest Ophthalmol Vis Sci. 52, 2011, 1586-92.
8) Kawano H, et al. Incidence of outer foveal defect after macular hole surgery. Am J Ophthalmol. 151, 2011, 318-22.
9) Yamakiri K, et al. Early diagnosis of macular hole closure of a gas-filled eye with watzke-allen slit beam test and spectral domain optical coherence tomography. RETINA. 32, 2012, 767-72.
10) Michalewska Z, et al. Inverted internal limiting membrane flap technique for large macular holes. Ophthalmology. 117(10), 2010, 2018-25.
11) Kuriyama S, et al. Efficacy of inverted ILM flap technique for the treatment of macular hole in high myopia. Am J Ophthalmol. 156(1), 2013, 125-31.
12) Michalewska Z, et al. Inverted internal limiting membrane flap technique for surgical repair of myopic macular holes. Retina. 34(4), 2014, 664-9.
13) Morizane Y, et al. Autologous transplantation of the internal limiting membrane for refractory macular holes. Am J Ophthalmol. 157(4), 2014, 861-9.
14) Hayashi H, et al. Foveal microstructure in macular hole surgically closed by inverted internal limiting membrane flap technique. Retina. 34, 2014, 2444-50.

2 黄斑前膜の手術とOCT

小澤摩記　Maki Kozawa
桑名市総合医療センター　眼科
〒511-0061　三重県桑名市寿町3-11

はじめに

　黄斑前膜（epiretinal membrane；ERM）は，黄斑上に膜組織を生じる疾患で，視力低下や変視症で受診し，日常診療で比較的数多く遭遇する．近年，光干渉断層計（optical coherence tomography；OCT）が一般的に用いられるようになり，OCTを撮影すれば誰でも簡単にERMを診断することができるようになった．さらに，spectral-domain OCT（SD-OCT）の普及により，ERM下の網膜の微細構造についても評価が可能になった．一方で硝子体手術装置や器具の発達によりERMに対する硝子体手術の安全性が格段に向上し，軽度の視機能障害でも積極的に手術されるようになっている．しかし，手術は一定のリスクを伴うため，その適応については十分に検討する必要がある．本稿では，OCTを用いた手術適応決定時の注意点や術後の網膜構造や視機能変化について解説する．

術前のOCT所見

　ERMは検眼鏡的には薄い膜状の混濁として観察され，網膜皺襞や網膜血管の蛇行を伴う（図1）．ERMには，特発性ERMと網膜裂孔後や眼炎症

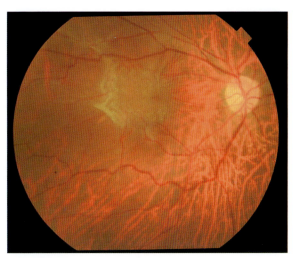

図1　黄斑前膜（ERM）の眼底写真
網膜前膜に牽引され，網膜皺襞を伴っている．

後などに生じる続発性ERMがあるが，いずれもOCTでは網膜表面の高反射帯として観察される．ERMの下の網膜は肥厚し，中心窩陥凹の減弱あるいは消失が見られることが多い．ERMの収縮により中心窩が前方へ牽引され，網膜皺襞，網膜肥厚をきたすと歪みや視力低下の原因となる．網膜内層は皺状に波打っているが，網膜外層では波打つ所見は通常見られない．中心窩には網膜内層がないため，網膜外層が隆起し，網膜表層を頂点とする三角形の低反射帯が形成される（図2）．外顆粒層の肥厚に伴ってellipsoid zoneの前方への隆起や微小中心窩剝離を伴うことがある．またellipsoid zoneとinterdigitation zone（旧称cone

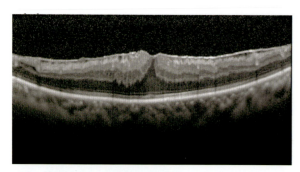

図2 特発性ERMの術前OCT所見
視力は0.5であり，網膜が肥厚し，中心窩の陥凹は消失．網膜外層は隆起し，三角形の低反射帯が形成されている．

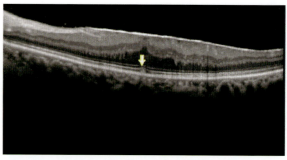

図3 ERM患者のOCTに見られるcotton ball sign
ellipsoid zoneは隆起し，interdigitation zoneとの間に高反射帯を認め，微小中心窩剝離も伴う（矢印）．

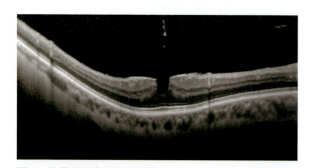

図4 偽黄斑円孔のOCT所見
視力は0.8であり，中心窩周囲のERMを伴う部分の網膜は肥厚し，中心窩は円筒形に陥凹している．ellipsoid zone, interdigitation zoneは正常に見られ，自覚症状も軽度であるため，経過観察中である．

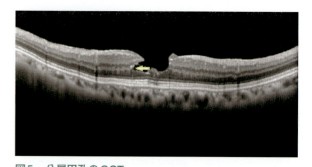

図5 分層円孔のOCT
視力は0.5であり，網膜内層の裂隙や網膜内外層の裂け目（cleft）（矢印）が見られ，網膜外層は菲薄化している．ellipsoid zone, interdigitation zoneともに中心窩下で不鮮明であり，硝子体術後も視力は0.6であった．

outer segment tips；COST）の間に高反射帯が見られることがあり，これはcotton ball signと呼ばれる（図3）[1]．術後にこれらの所見は消失するため，ERMによる前方への牽引に伴う網膜の微小変化と考えられている．

検眼鏡的に黄斑円孔のように見えるERMを偽黄斑円孔と呼ぶ．中心窩にERMが存在せず，中心窩周囲のERMが求心性に収縮するため，円筒形に陥凹して黄斑円孔のように見える．OCTでは中心窩周囲の網膜は肥厚し，中心窩の陥凹が深い（図4）．網膜外層が保たれていることが多く，視力は比較的良好に保たれる．しかし中心窩網膜厚が薄く視細胞層が障害されている症例では，術後視力は改善しにくい．

偽黄斑円孔と検眼鏡的に鑑別しにくい分層円孔は，OCTでは網膜内層の裂隙や網膜内外層の裂け目（cleft），中心窩網膜外層の菲薄化を認め（図5），簡単に鑑別できる．最近，ERMを伴う分層円孔に対しては，ERMの一部を分層円孔内に詰め込む新しい術式も提案されている[2]．

手術適応

ERMの治療は，1976年にMachemerが初めて硝子体手術の有効性を報告[3]して以来，積極的に硝子体手術が行われている．しかし，手術適応については明確な基準があるわけではなく，一般的に矯正視力が0.7～0.8以下の症例を適応とすることが多い．また，歪みなどの自覚症状があれば視

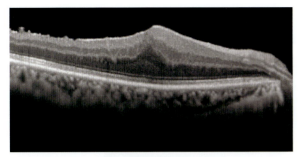

図6 図2で示したERM症例の術後1年のOCT
網膜厚は減少し、網膜表層の皺襞は消失している。視力は1.0に改善したが、しかし中心窩はflatなままである。

力良好でも手術適応となり得るので、片眼ずつAmsler chartやM-CHARTSを用いて検査を行うとよい。

OCTでERMが認められるものの視力が良好で変視の自覚がない症例の手術適応については、十分な検討が必要である。小切開硝子体手術（microincision vitrectomy surgery；MIVS）と広角観察システムの普及、および硝子体や内境界膜の可視化により、ERMの手術は比較的容易な手術となった。しかし視機能に直結する黄斑手術である以上、無症候性のERMを安易に手術適応とすることは控えるべきであると筆者は考えている。

一方で、ERMでは、術前視力と術後視力が相関するといわれており[4]、視力が著しく低下してからの手術では術後の視力回復が不良で、歪みや不同視が残存する例も多い。特に術前のOCTでellipsoid zoneやinterdigitation zoneなどの網膜外層構造が障害されている症例では術後の視力予後が悪いと報告されているので[5, 6]、その段階の前に手術することが推奨される。すでにellipsoid zoneやinterdigitation zoneに著しい異常が見られる症例では、術後の視力が十分に改善しない可能性があることを患者に話しておくとよい。OCTの画像を見せながら病状説明をすると患者の理解を得やすい。

硝子体手術後のOCT

手術により多くの症例で視力改善が得られるが、歪みの訴えは比較的長く残る。術後のOCTでは、ERMが除去され網膜の牽引が解除されるため網膜厚が減少し、網膜表層の皺襞は消失する。黄斑部の陥凹については回復する症例もあるが、中心窩はflatなままで黄斑部陥凹が回復しない症例も多い（図6）。

術前にellipsoid zoneが正常な症例で、術後に不整になった場合でも、多くは時間とともに改善する。これは手術の侵襲に伴う一過性の変化で、最終視力には影響を与えないと考えられている。

術前からellipsoid zoneが不整な症例は術後も改善しないことが多い。しかし、そのような症例でも術後1年以降にellipsoid zoneが改善し、視力も徐々に改善する症例がある[7]。そこで、術後早期に視力が出なくても長期にわたって経過観察するとよい。

術後合併症

ERMの手術は比較的安全であるが、まれに術後の合併症で悩まされることがある。以下にそのような例を示す。

1) ERMの再発例

視力低下と変視で受診（図7上段）し、硝子体手術でERMのみ除去し内境界膜（ILM）の切除は行わなかった。術後しばらくは順調であったが（図7中段）、半年後頃から再び変視が悪化した。OCTではERMが再発し、網膜は再び肥厚していた（図7下段）。ERM手術時にILM剥離を併用すると再発が予防できる[8, 9]との報告があるため、再手術時には再発したERMとともにILMも剥離

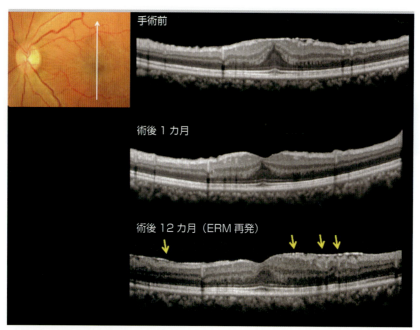

図7　ERMの術後再発例

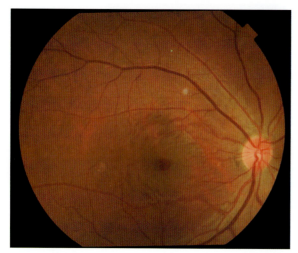

図8　ERM手術においてILM剥離を併用した症例の術後眼底写真
縞状のDONFLを認める．

した．その後はERMの再発もなく経過良好である．

しかし，ILM剥離を全例で行うべきかどうかについては議論がある．ILM剥離後に網膜神経線維層が菲薄化した[10, 11]との報告もあり，Müller細胞への手術侵襲が示唆されている．また，ILM剥離眼の網膜にDONFL（dissociated optic nerve fiber layer）と呼ばれる縞模様が出現する

ことが知られており（図8)[12]，それによる明らかな視機能低下の報告はないものの長期的な影響は不明である．特に緑内障眼ではILM剥離により網膜神経線維層が障害されやすい可能性があり，症例に応じてILM剥離を行うかどうか検討する必W

2）緑内障を合併するERMにおける術後浮腫増悪例

両眼の開放隅角緑内障で点眼治療中，ERMによる変視が悪化した（図9）．手術でERMとILMを剥離した．術後，網膜厚も減少し経過良好であったが，術後3カ月でステロイド点眼薬と非ステロイド点眼薬を中止し，緑内障点眼薬（ラタノプロスト）を再開したところ，黄斑浮腫が増悪し，視力低下と変視の悪化が見られた．ラタノプロストを中止しステロイド点眼薬と非ステロイド性抗炎症薬を再開すると，黄斑浮腫は徐々に改善した．ERMでは膜の牽引により黄斑部はすでに軽度の浮腫を生じており，術後の炎症やプロスタグランジン剤の点眼などで浮腫が増悪する可能性を知っ

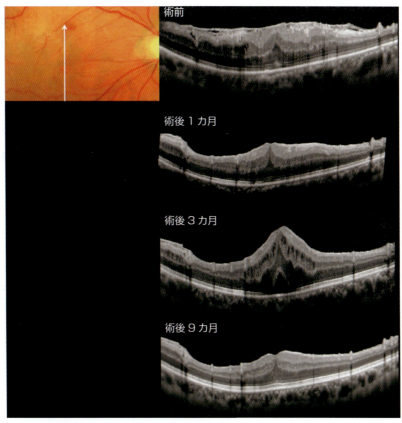

図9　緑内障を合併するERMの術後浮腫増悪例

3) ERM術後の原因不明の視力低下例

　他院で術前視力0.7でERMとILM剥離の手術施行後，視力が0.2に低下して受診した．眼底には問題なく（図10左上），OCTにも異常はない（図10左下）が，視野に中心暗点が見られた（図10右上）．黄斑部からの局所ERG（直径15°スポット）では著しい振幅低下を認めた（図10右下）．術後の視力低下の正確な原因は不明であるが，灌流液や染色剤，あるいはILM剥離による網膜への侵襲，ライトガイドによる光障害などが原因と考えられた．比較的安全と考えられているERMの手術でも，このような原因不明の視力低下が生じる可能性がある．

おわりに

　OCTの普及により，ERMの術前評価および術後の視力予後の予測が可能になった．硝子体手術の適応の検討にもOCTを有効に活用し，OCT所見を参考に安全な手術を行うよう心掛ける必要がある．手術希望がない患者であっても，定期的にOCTや視機能検査による評価を行い，手術するべき時期を逸することがないようにしたい．

文　献

1) Tsunoda K, et al. Highly reflective foveal region in optical coherence tomography in eyes with vitreomacular traction or epiretinal membrane. Opththalmology. 119, 2012, 581-7.

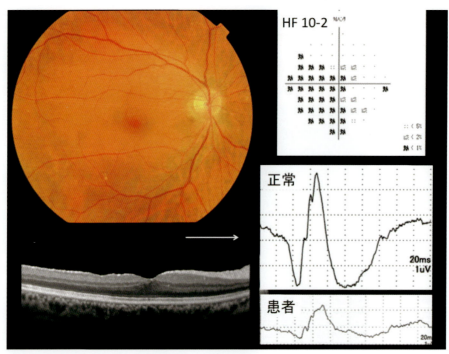

図10 ERM術後に見られた原因不明の視力低下例

2) Shiraga F, et al. Modified vitreous surgery for symptomatic lamellar macular hole with epiretinal membrane containing macular pigment. Retina. 33, 2013, 1263-9.
3) Machemer R. Pars plana vitrectomy. Removal of preretinal membranes. Trans Sect Ophthalmol Am Acad Ophthalmol Otolaryngol. 81, 1776, 420-5.
4) 熊谷和之ほか. 特発性黄斑上膜に対する硝子体手術. 術前視力と術後視力の関係. 日本眼科紀要. 51, 2000, 760-5.
5) Inoue M, et al. Preoperative inner segment/outer segment junction in spectral-domain optical coherence tomography as a prognostic factor in epiretinal membrane surgery. Retina. 31, 2011, 1366-72.
6) Shimozono M, et al. The significance of cone outer segment tips as a prognostic factor in epiretinal membrane surgery. Am J Ophthalmol. 153, 2012, 698-704.
7) Inoue M, et al. Long-term outcome of preoperative disrupted inner/outer segment junctions assessed using spectral-domain optical coherence tomography in patients with idiopathic epiretinal membrane. Ophthalmologica. 228, 2012, 222-8.
8) Sandali O, et al. Epiretinal membrane recurrence: incidence, characteristics, evolution, and preventive and risk factors. Retina. 33, 2013, 2032-8.
9) Shimada H, et al. Double staining with brilliant blue G and double peeling for epiretinal membranes. Ophthalmology. 116, 2009, 1370-6.
10) Lee SB, et al. Longitudinal changes in retinal nerve fiber layer thickness after vitrectomy forepiretinal membrane. Invest Ophthalmol Vis Sci. 55, 2014, 6607-11.
11) Kumagai K, et.al. Progressive Thinning of Regional Macular Thickness After Epiretinal MembraneSurgery. Invest Ophthalmol Vis Sci. 56, 2015, 7236-42.
12) Tadayoni R, et al. Dissociated optic nerve fiber layer appearance of the fundus after idiopathicepiretinal membrane removal. Ophthalmology. 108, 2001, 2279-83.

3 黄斑浮腫の手術とOCT

前野貴俊　Takatoshi Maeno
東邦大学医療センター佐倉病院 眼科
〒285-8741　千葉県佐倉市下志津564-1

はじめに

　黄斑浮腫を生じ得る疾患として，糖尿病網膜症，ぶどう膜炎，黄斑前膜，硝子体黄斑牽引症候群，網膜静脈閉塞症，などを挙げることができる．その機序として，網膜血管透過性の亢進と網膜硝子体界面の機械的牽引が黄斑浮腫の主な原因とされる．近年では，網膜血管透過性の抑制に，抗血管内皮増殖因子（vascular endothelial growth factor；VEGF）剤の硝子体内投与が有効な治療法として第一選択となってきている．しかし，抗VEGF剤に対して抵抗性を示す症例や網膜硝子体界面の機械的牽引の強い症例では，抗VEGF剤を投与しても黄斑浮腫が軽減しない症例も存在する．一方，黄斑浮腫に対する硝子体手術に関しては，後部硝子体が網膜硝子体界面で肥厚した糖尿病黄斑浮腫に対して有効であることがLewisらによって最初に報告された[1]．その後，糖尿病網膜症や網膜静脈閉塞症に伴う黄斑浮腫に対する硝子体手術が選択すべき治療の一つとして認められてきた．硝子体手術の主たる奏功機序は網膜への機械的牽引の除去であるが，網膜内のサイトカインの拡散効果や酸素濃度の高い房水灌流による網膜の低酸素の是正[2]なども考えられている．本稿では糖尿病網膜症および網膜静脈閉塞症に伴う黄斑浮腫に対する硝子体手術の効果や再発時の対応について，具体例を提示しながらOCT所見を中心に解説する．

手術の適応と術式

　硝子体出血や硝子体混濁を伴わずに視力低下を来した黄斑浮腫が存在し，①抗VEGF剤を投与するも黄斑浮腫が再発する症例，②後部硝子体剝離のない症例，③肥厚した後部硝子体あるいは網膜前膜が存在する症例，などが硝子体手術の適応となる．視力予後の観点から，長期に黄斑浮腫が遷延してすでに黄斑部に強い脂質沈着を生じているような症例は手術による効果は期待できない．
　手術は，型通りに硝子体を切除し，トリアムシノロンで硝子体を可視化して後部硝子体剝離を作製する．さらに再度トリアムシノロンを添加して網膜硝子体界面に残存する硝子体皮質を可視化して除去する（図1）．網膜前膜が存在する症例では，硝子体鑷子を用いて膜剝離を施行する．最後にブリリアントブルーGやインドシアニングリーンなどを用いて内境界膜を染色して黄斑部を中心に2〜3乳頭面積の内境界膜を剝離する（図2）．黄斑浮腫を伴う症例では，網膜内や網膜下に浸出液を伴うために膜剝離の際に網膜の動揺が大きく，網膜に前後方向の牽引が極力かからないように膜剝

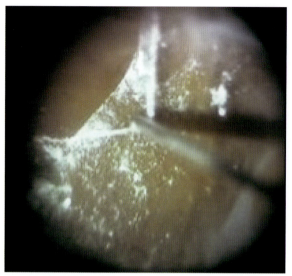

図1　硝子体皮質の除去
トシアムシノロンで可視化して網膜表面から剝離する．

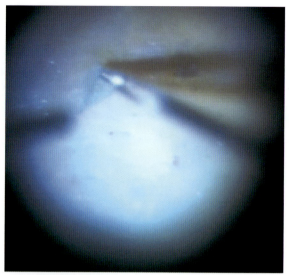

図2　内境界膜の剝離
ブリリアントブルーGを用いて内境界膜を染色して剝離する．

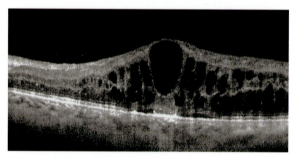

図3　43歳男性，糖尿病黄斑浮腫で矯正視力は0.3
初診時のOCT画像で，中心窩網膜厚は816μmであった．

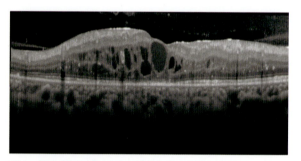

図4　図3症例で抗VEGF剤投与後1カ月のOCT
中心窩網膜厚は429μmと軽減するも矯正視力は0.3と不変であった．

離操作を行う必要がある．

手術の評価

　後部硝子体剝離のない若年の糖尿病網膜症に伴う黄斑浮腫（図3）や黄斑前膜を伴う網膜静脈閉塞症による黄斑浮腫（図8）などの症例では，抗VEGF剤を硝子体内投与しても黄斑浮腫の軽減効果に乏しかったり（図9），比較的短期間で再発したりすることが多い（図4，5，6）．このような症例は，抗VEGF剤の追加投与を考えるよりもむしろ硝子体手術の良い適応である．術後に黄斑浮腫軽減の効果が長期間にわたって持続することも多く，OCT検査で外境界膜やellipsoid zoneが明瞭化してくることで視力も改善することが期待できる（図7，10）．

浮腫の再発と対応

　硝子体手術によって黄斑浮腫が軽減しても，術後に再発を生じることはある．後部硝子体剝離のない糖尿病網膜症に伴う黄斑浮腫に対して，トリ

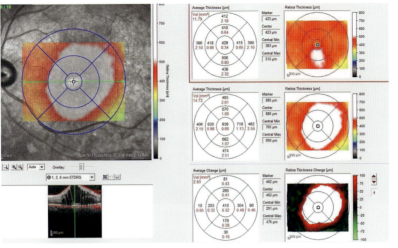

図5　図3症例で抗VEGF剤投与後2カ月のOCT
中心窩網膜厚は839μmと増悪し矯正視力は0.3であった．

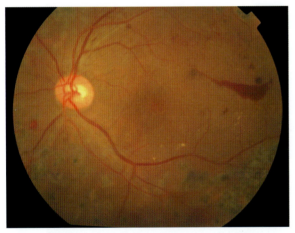

図6　図3症例で抗VEGF剤投与後2カ月の眼底写真
汎網膜光凝固は完成しているが，網膜前出血を伴い後部硝子体未剝離である．

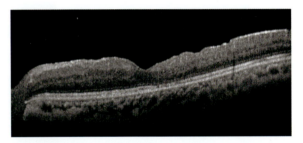

図7　図3症例で硝子体手術後2年のOCT
黄斑浮腫増悪後，ただちに硝子体手術を施行し2年間追加治療なく再発を認めない．矯正視力0.6，中心窩網膜厚266μm．

アムシノロン硝子体内投与を施行するも黄斑浮腫は軽減傾向を示さなかったため（図11），硝子体手術を施行した．術後黄斑浮腫は軽減し視力も改善傾向にあったが（図12），術後1年で黄斑浮腫が再発した（図13）．OCT検査で著変がなく視力も不変であったため保存的経過観察としていたところ，術後2年で浮腫の増悪を認めたため（図14），トリアムシノロンのテノン囊下投与を行った．黄斑浮腫は再度軽減し投与後1年間追加処置なしで維持している（図15）．硝子体手術後の黄斑浮腫の再発に対しては，治療に関する確立されたエビデンスはない．しかし，無硝子体眼に対する抗VEGF剤の効果が有硝子体眼と比較して追加投与回数に関して有意差がないこと[3]や，トリアムシノロンのテノン囊下投与効果が硝子体の有無に影響されにくいことを考慮すると，術後の再発に対して抗VEGF剤やトリアムシノロンテノン囊下注射を施行してもよいと考える．

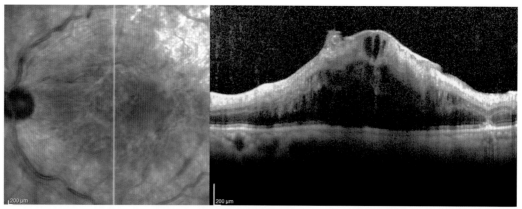

図8　71歳女性，虚血型網膜中心静脈閉塞症に伴う黄斑浮腫
汎網膜光凝固は完成していたが，矯正視力0.05，中心窩網膜厚906μmであった．

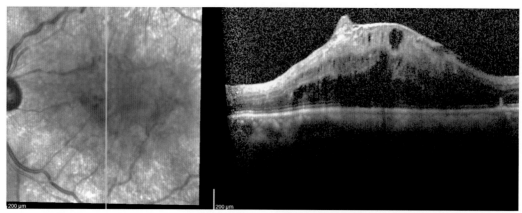

図9　図8症例で抗VEGF剤を2カ月連続投与後のOCT
矯正視力0.1，中心窩網膜厚812μmで，後部硝子体剝離を認めるが黄斑前膜を伴っている．

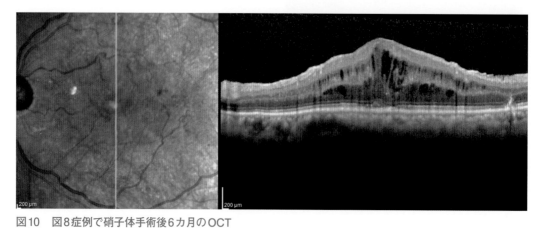

図10　図8症例で硝子体手術後6カ月のOCT
抗VEGF剤を2回投与後，追加投与せずに硝子体手術を施行した．術後追加治療を行わず，矯正視力0.2，中心窩網膜厚550μmで安定している．

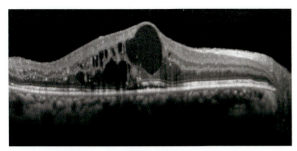

図11 69歳女性，糖尿病黄斑浮腫で矯正視力は0.2
単純糖尿病網膜症であるが，中心窩網膜厚635μmの黄斑浮腫を認め，トリアムシノロン硝子体内投与するも黄斑浮腫の軽減を認めなかった．

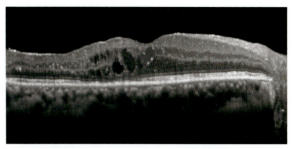

図12 図11症例で硝子体手術後3カ月のOCT
後部硝子体未剥離であったため硝子体手術を施行した．術後に黄斑浮腫は軽減し矯正視力0.4，中心窩網膜厚396μm．

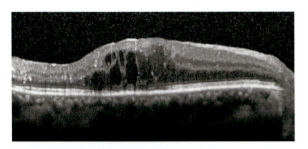

図13：図11症例で硝子体手術後1年のOCT
追加治療を行わずに経過観察していたが，黄斑浮腫がやや増悪し中心窩網膜厚467μmとなるも矯正視力は0.4と不変であった．

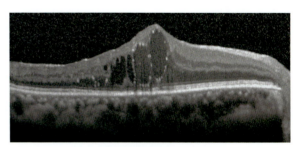

図14：図11症例で硝子体手術後2年のOCT
黄斑浮腫がさらに増悪し，矯正視力0.3，中心窩網膜厚528μmとなったため，トリアムシノロンをテノン嚢下へ投与した．

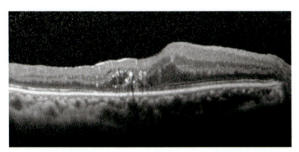

図15：図11症例でトリアムシノロンをテノン嚢下投与後1年のOCT
1回のトリアムシノロンのテノン嚢下投与で黄斑浮腫は軽減し，1年が経過するも黄斑浮腫の再発はなく，矯正視力0.6，中心窩網膜厚390μm．

おわりに

糖尿病網膜症や網膜静脈閉塞症に伴う黄斑浮腫は，血管障害による透過性亢進が発症因子として存在するため，硝子体手術が根治治療とはならない．しかし，黄斑浮腫の遷延が視力予後に悪影響を与えることに疑う余地はなく，網膜硝子体界面の機械的牽引の存在する症例では浮腫を軽減させる効果を期待できる．薬剤治療との併用も期待できることから，今後は手術適応をもっと明確にしていくことが望まれる．

文　献

1) Lewis H, et al. Vitrectomy for Diabetic Macular Traction and Edema Associated with Posterior Hyaloidal Traction. Ophthalmology. 99, 1992, 753-9.
2) Stefansson E, et al. Vitrectomy Prevents Retinal Hypoxia in Branch Retinal Vein Occlusion. Invst Ophthalmol Vis Sci. 31, 1990, 284-9.
3) Bressler SB, et al. Ranibizumab plus Prompt or Deferred Laser for Diabetic Macular Edema in Eyes with Vitrectomy before Anti-Vascular Endothelial Growth Factor Therapy. Retina. 35, 2015, 2516-28.

1章 OCT ②黄斑手術とOCT

4 黄斑下血腫の手術とOCT

佐藤尚栄　Hisayoshi Sato
横浜市立大学医学研究科医科学
視覚再生外科学教室
〒232-0024　神奈川県横浜市南区浦舟町4-57

門之園一明　Kazuaki Kadonosono

はじめに

　大量の黄斑下出血は，急性の著しくおよび非可逆的な視力障害を来す重篤な疾患である．本疾患の原因は，狭義の加齢黄斑変性の新生血管の破綻，網膜細動脈瘤の破裂およびポリープ状脈絡膜血管症（polypoidal choroidal vasculopathy；以下，PCV）のポリープの破裂である．

　黄斑下出血の発症早期には，凝血塊の収縮による網膜外節の断裂が引き起こされ，長期的には網膜に対する鉄毒性や視細胞と網膜色素上皮細胞間の代謝交換の障害が問題となり，網膜の障害は3～14日で不可逆的な変化に進行するため[1～3]，早期に出血を黄斑下より移動させることが重要である．これまで，硝子体手術による血腫の除去[4]および硝子体内ガス注入による血腫移動術[5]，黄斑下へのガス注入[6]などが行われてきた．

　最近，われわれは，黄斑下出血に対して組織型プラスミノゲンアクチベータ（tissue plasminogen activator；tPA）と空気を用いた血腫の移動術を考案した[7]．本術式は，比較的簡便にかつ有効な治療成績の得られるあたらしい手術であり，ここでは，tPAを用いた黄斑下血腫移動術の適応，術式，合併症対策に関して，わかりやすく述べる．

適応

　一般的な本術式の絶対適応は，①一象限を超える黄斑を含む網膜下出血，②血腫の発症から2週間以内，③血液凝固系の異常がない，である．相対適応は，血腫の移動が十分に期待できないような症例，すなわち，④発症後の期間が比較的長い症例や血腫の濃度が比較的高い症例（網膜細動脈瘤の破裂などで見受けられる），⑤血腫の範囲が狭くて硝子体腔ガス注入による血腫移動が見込めない場合，⑥すでに硝子体腔ガス注入された後に血腫の移動が不十分である症例である．また，適応外症例は，①発症から長期間を経て，黄斑下線維形成および器質化の見られる症例，②全身状態の不良な症例である．

OCTによる術前評価

　OCTは，大量黄斑下出血の症例に対して，より適切な治療のタイミングと適応を教えてくれる重要な検査である．黄斑下出血の原疾患が何なのか，また，出血が黄斑下にどの程度及んでいるのかを見極める必要がある．ここでは，OCTによる血腫移動術の適応に関して述べる．

1）細動脈瘤破裂

　細動脈瘤は高齢者に多く見られ，女性に多い傾向がある．頻度は多くはないが急性の視力障害を生じる．細動脈瘤破裂を原因とする黄斑下出血のOCT画像の特徴は，①内境界膜下出血，②網膜内層の浮腫および破壊，③網膜外層の浮腫および破壊，④黄斑部漿液性剝離，⑤黄斑（中心窩）下出血である．このうち，黄斑下手術への介入の要点は，黄斑下それも中心窩下出血の存在の有無である．細動脈瘤は，網膜分枝動脈の第一分枝付近に存在することが多く，破裂に伴う網膜内層の破壊は中心窩に及ぶことは少ない．このため，中心窩下出血の有無は手術治療の判断となり得る．OCTで中心窩下出血の見られる場合は，手術の絶対適応である．中心窩を含まない黄斑下出血の場合は，経過観察になることが多い．内境界膜下出血は自然吸収することもあり，必ずしも手術の適応とはならない（図1，2）．

2）ポリープ状脈絡膜血管症（PCV）

　PCVは，大量黄斑下出血の最大の原因である．PCVを原因とするOCT画像の特徴は，①複数の急峻な立ち上がりの黄斑下の隆起病変（ポリープ），②黄斑下出血，③黄斑部漿液性剝離，④色素上皮剝離および色素上皮下出血、⑤ほぼ正常な網膜内層構造、⑥黄斑部外層網膜の内部構造の破壊である（図3，4）．中心窩下の網膜出血を含む場合は，硝子体手術の適応と考えてよい．中心窩を含まない網膜下出血の場合は，硝子体手術は相対的なものとなる．また，中心窩の色素上皮下出血や剝離を合併する場合は，手術予後は不良である．

3）滲出性加齢黄斑変性

　典型加齢黄斑変性症では，大量の黄斑下出血を生じることがある．PCVとの画像の大きく異なる点は，色素上皮上に新生血管膜の陰影である比較的緩やかな隆起性病変が見られる．また，色素上皮剝離や出血の合併頻度は少ない点である．

黄斑下血腫の術式紹介

1）硝子体内ガス注入術

　硝子体内ガス注入術は，硝子体内にガスを注入し，ガスの圧迫で黄斑部の出血を移動させる方法である．硝子体手術より簡便で，大きな合併症が起こることは少ない．凝固の始まった血腫を溶解させるために，tPAを併用することや，原因として加齢黄斑変性が考えられる場合には抗VEGF薬を併用することもある．方法は，点眼麻酔，消毒を行い，100%C_3F_8 0.3mLを角膜輪部より3.5〜4mmの位置より30G針で硝子体内に注入する．その後，前房穿刺を行い，眼圧を調整する．ガス注入後は，患者に数日間うつむき姿勢をとってもらう．

2）硝子体手術血腫除去術

　硝子体手術による血腫除去法は，硝子体を切除し，直接網膜下の血腫を溶解して，黄斑部の出血を移動させる方法である．黄斑下出血が2象限以上にわたる多量の場合や硝子体出血の合併のあるものが適応となる．方法は，硝子体切除後，黄斑下出血に対し，38G網膜下針でtPA（4,000IU/0.1mL）を網膜下に注入する．その後，黄斑下の出血を移動させるため，液ガス置換を行い，術後に患者にうつむき姿勢を3日間とってもらう．

3）網膜下空気注入およびtPA投与

　さらに近年は，tPAと同時に網膜下に空気を注入する網膜下tPA/空気注入術もある[6]．その場合には液ガス置換は行わず，術後ファーラー位を一晩維持する．黄斑下へのtPA/空気注入にマイクロニードルと呼ばれる非常に細い穿刺針（47G）を使用する術式である．このような非常に細い針

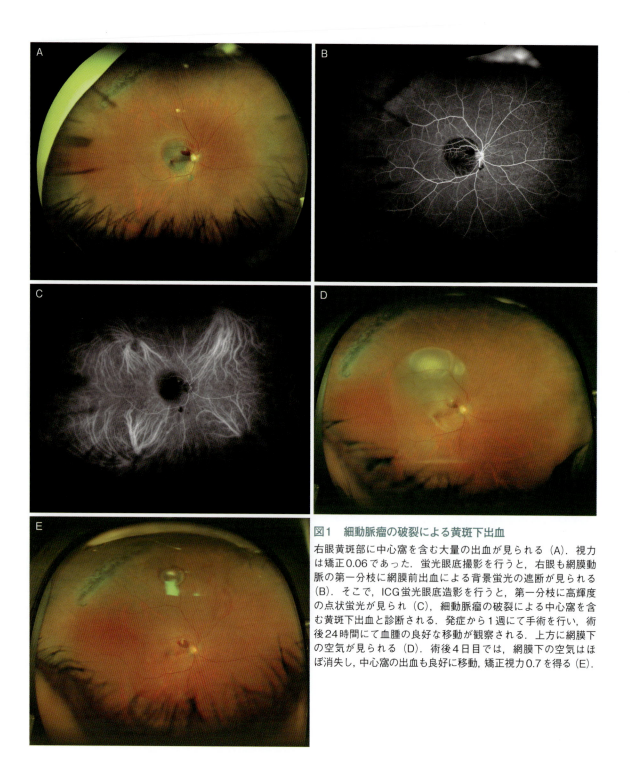

図1 細動脈瘤の破裂による黄斑下出血
右眼黄斑部に中心窩を含む大量の出血が見られる（A）．視力は矯正0.06であった．蛍光眼底撮影を行うと，右眼も網膜動脈の第一分枝に網膜前出血による背景蛍光の遮断が見られる（B）．そこで，ICG蛍光眼底造影を行うと，第一分枝に高輝度の点状蛍光が見られ（C），細動脈瘤の破裂による中心窩を含む黄斑下出血と診断される．発症から1週にて手術を行い，術後24時間にて血腫の良好な移動が観察される．上方に網膜下の空気が見られる（D）．術後4日目では，網膜下の空気はほぼ消失し，中心窩の出血も良好に移動，矯正視力0.7を得る（E）．

を使用することで，網膜穿孔創は自己閉鎖して術後硝子体出血の合併を減らし，また，きわめてゆっくりと空気を網膜下に注入することが可能となり，黄斑円孔形成などの急激な圧力による術中合併症を予防することが可能となっている．

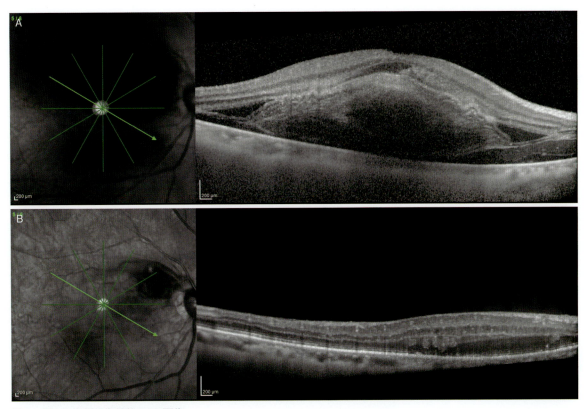

図2 図1の症例の術前後OCT画像
A：中心窩下に大量の浸出液を含む血液成分が見られる．一部，網膜内へ出血は侵入している．また，周辺には色素上皮下に出血が見られる．視細胞の輝度は比較的良好であり，視細胞の変性消失は見られない．
B：手術後4日の同部位のOCT画像である．中心窩下の血腫は消失し，色素上皮下の出血も消失している．鼻側の網膜内層には軽度の浮腫および網膜内の血腫が見られる．

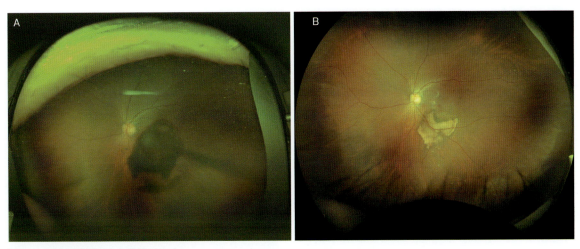

図3 PCVの破裂による黄斑下出血
右眼に大量の黄斑下出血が見られる（A），視力は0.03と悪化した．移動術を行い，術後1カ月にて血腫は移動し，矯正視力は0.2と改善した（B）．

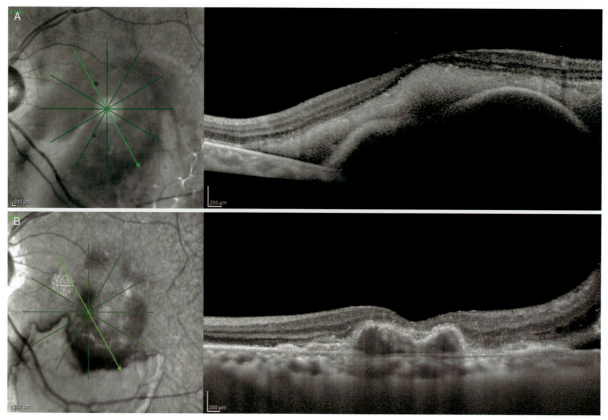

図4　図3の術前後のOCT画像
A：中心窩網膜を挟んで急峻な立ち上がりの隆起性病変が見られ，PCVの特徴的な画像である．また，ポリープと網膜の間隙には大量の出血が見られる．
B：術後1カ月にて，中心窩下の出血は消失したが，中心窩下にはふた瘤の隆起性病変が見られ，縮小したポリープと考えられる．また，Ellipsoid lineは不明瞭であり，視細胞外節の障害が考えられる．視力は矯正0.09であった．

tPA/空気の黄斑下注入術の術式紹介

　硝子体切除の後，内境界膜剥離を行わず，47G（マイクロニードル®，日本サージ）を硝子体手術装置のVFC（Viscous fluid component）unitに接続する．10mLのシリンジには，溶解したtPA（クリアクター®，43μg/mL）を充填する．その後，黄斑部（中心窩より耳側約1,000μm以内）にマイクロニードルを穿孔し，ゆっくりとtPAを網膜下に注入する（図5）．このときの圧力は，6〜10psiである．投与後数分間の後，10mLシリンジにミリポアシリンジで採取した空気をゆっくりと網膜下に投与する．このときの圧は，6〜

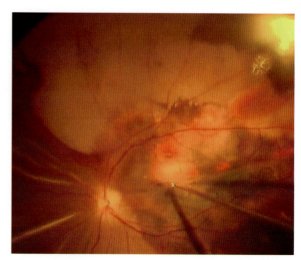

図5　手術中画像
黄斑部の血腫に対してマイクロニードルを用いて，tPAを注入している．10psi以下の低い圧で投与する．

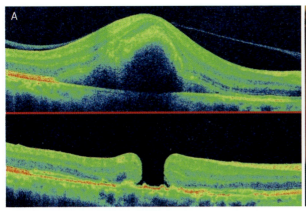 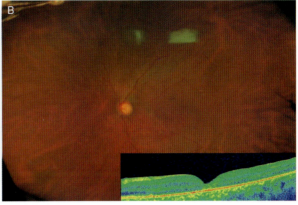

図6　手術中に黄斑円孔を形成した症例
術前のOCTでは，黄斑下（中心窩下）に出血が見られたが（A上），術後出血は消失したものの円孔を形成した（A下）．
再度手術（内境界膜剥離および移植）を行い，円孔は良好に閉鎖した（B）．

8psiである．本術式の要点は，薬液および空気の注入であり，針先を網膜の下に確実にガイドし，ゆっくりと注入することが重要となる．黄斑変性やPCVが原因の場合は，抗VEGFを同時に硝子体腔内もしくは黄斑下へ投与することも多い．

OCTによる術後経過

OCTによる術後経過は治療の有効性を判断する上でとても重要である．血腫の移動の目的は，中心窩下に存在する血腫の移動である．このため，術後に中心窩の血液の消失を確認する必要がある．また，網膜内部の構造の変化を確認する．視細胞層の変性は，出血による障害および存在していた疾患（AMD，PCV）による発症以前からの病変と考えられる．また，黄斑の浮腫の軽減，消失が見られる．術前に見られた色素上皮剥離，出血，およびポリープ病変は，縮小することはあるが，消失することはない（図2，4）．

手術後の再発例

加齢黄斑変性やPCVを原因とする黄斑下出血の場合は，再び黄斑下出血を呈することがある．この場合，再度血腫移動術を行うこともある．予防として，初回移動術術後に抗VEGF薬を定期的（毎月）に硝子体内へ投与することが有効と考えられている．一方，細動脈瘤破裂では，黄斑下出血の再発は見られない．

手術合併症

1）黄斑円孔形成

最も重篤な合併症は，手術中の黄斑円孔形成である（図6）．空気注入時に見られるが，マイクロニードルを適切に使用することで回避できる．但し，黄斑円孔が発症した場合は，円孔の閉鎖を同時に行う．内境界膜剥離を行い，出来れば，有茎の内境界膜移植を行う．膨張ガスを硝子体内に投与し俯き安静を指示する．円孔はほぼ閉鎖する．

2）網膜剥離

極めてまれであるが，術後に裂孔原性網膜剥離

を生じることがある.これは,周辺部に格子状変性が見られる場合である.周辺部に格子状変性のある症例では,術中に光凝固が必要であり,網膜下への空気の注入量を減らす必要がある.

文 献

1) Glatt H, et al. Experimental subretinal hemorrhage in rabbits. Am J Ophthalmol. 94, 1982, 762-73.
2) Toth CA, et al. Fibrin directs early retinal damage after experimental sibretinal hemorrhage. Arch Ophthalmol 109, 1991, 723-9.
3) Bennett SR, et al. Factors prognostic of visual outcome in patients with subretinal hemorrhage. Am J Ophthalmol. 109, 1990, 33-7.
4) Kamei M, et al. Surgical removal of submacular hemorrhage using tissue plasminogen activator and perfluorocarbon liquid. Am J Ophthalmol. 121, 1996, 267-75.
5) Ohji M, et al. Pneumatic displacement of subretinal hemorrhage without tissue plasminogen activator. Arch Ophthalmol. 116, 1998, 1326-32.
6) Martel JN, et al. Subretinal pneumatic displacement of subretinal hemorrhage. JAMA Opthalmol. 131, 2013, 1632-5.
7) Kadonosono K, et al. Displacement of submacular hemorrhages in age-related macular degeneration with subretinal tissue plasminogen activator and air. Ophthalmol. 122, 2015, 123-8.

1章 OCT ②黄斑手術とOCT

5 術中OCTの有用性

西塚弘一　Koichi Nishitsuka
山形大学医学部 眼科学教室
〒990-9585　山形市飯田西2-2-2

はじめに

　光干渉断層計（optical coherence tomography；OCT）は，非侵襲的に眼構造の断層像が得られ，現在の黄斑疾患をはじめとする網膜硝子体疾患の診療では欠かせないものである．従来のOCTは外来検査用に作製されており，主に術前術後評価に用いられているが，術中OCTはその名の通り術中の術野の形態評価が可能となるものである．術中OCTは，①軽量小型化したOCTを用いる手持ち型，②OCT本体と光ファイバーで連結した撮影用プローブを眼内に挿入して用いるファイバー型，③手術顕微鏡一体型の3つのタイプがあり，わが国では名古屋大学のグループが主に研究を行っている[1,2]．

　本稿では手術顕微鏡一体型OCTについて，筆者が使用経験を基に種々の手術症例を提示しながら硝子体手術における有用性について述べる．

手術顕微鏡一体型OCT

　現在，日本国内において承認され市販されているものとしてはCarl Zeiss Meditec社のRESCAN700がある．これは同社の手術顕微鏡OPMI LUMERA700にCirrus HD-OCTがマウントされていて，術中にスペクトラルドメインOCTとしての撮影機能を有している．手術顕微鏡で観察している像に重ねてOCT撮影が可能である．OCT撮影モードは大きく分けて4つあり，①主に前眼部を撮影する通常観察モード，②硝子体コンタクトレンズによる観察モード，③広角観察128Dレンズによる観察モード，④広角観察60Dレンズによる観察モードから成っている．撮影範囲は3mmから12mmまで調節可能で，撮影位置・方向などもフットスイッチで操作可能である．OCT像はほぼリアルタイムに顕微鏡附属のモニターと顕微鏡視界に映し出される（図1）．

　操作は直感的に行うことができる．OCTを撮影するまでは通常の手術顕微鏡であり，術野にOCTで観察したい対象があればOCTモードに切り替えるとよい．顕微鏡のX-Y操作ができなくなる代わりにOCTのスキャンカーソルが視界に現れ，フットスイッチで操作しながらOCTによる観察が可能となる．OCTスキャンは自動調整も可能であるが，よいOCT像を得るためには適宜OCTフォーカス，センタリングを調整する必要があり，タッチパネルを操作できる優秀な助手か術者自身によるフットスイッチの操作が必要である．

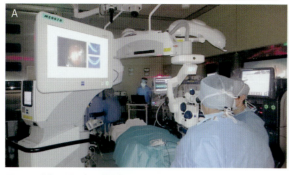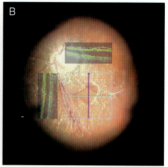

図1　手術顕微鏡一体型OCT　RESCAN700
A：RESCAN700は手術顕微鏡OPMI LUMERA700にCirrus HD-OCTがマウントされていて，顕微鏡に付随したモニターにOCT像が映し出される．
B：術者は顕微鏡視界下でもOCT像を見ることができる（実際の見え方を再現するために画像を合成して作成）．

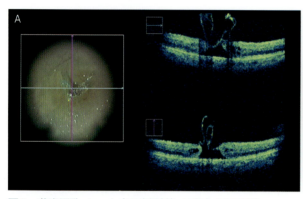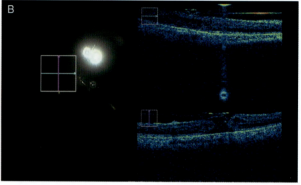

図2　黄斑円孔stage4（63歳男性）の術中OCT所見
A：術中OCTにてInverted ILM flap techniqueにより翻転されたILMの観察が可能である．
B：液空気置換後のOCT所見．円孔部に翻転されたILMが存在することが確認できた．

各疾患における術中OCTの有用性について

1）黄斑円孔

　特発性黄斑円孔の主な手術手技はILM剝離であり，一般に生体染色または硝子体可視化剤を用いて行われる．剝離されたILMは術中OCTにて明瞭に描出されるが，OCTガイド下にILM剝離を開始することは現実的ではない．Inverted ILM flap techniqueでは，翻転されたILMは術中OCTにて明瞭に描出され，液空気置換時も観察が可能であり手技の確認に有効である（図2）．術前に黄斑円孔の存在がはっきりしなかった網膜剝離の症例（図3）や，強度近視眼や網膜分離症の症例などで手術操作による黄斑円孔形成が疑われる場合は[1]，術中OCTによって黄斑円孔の有無の診断が可能であるため，その後の正しい治療方針の決定に有用である．

2）黄斑前膜，Vitreomacular traction syndrome（VMTS）

　黄斑前膜やVMTSの症例では，病態のmembrane peelingが治療の基本である．術前検査のOCTにて十分な病態把握が可能であるが，術中OCTを用いることで安全なpeeling開始部位の判断や，peeling中の網膜への牽引負荷を意識した手技が可能となる（図4）．薄いmembraneの症

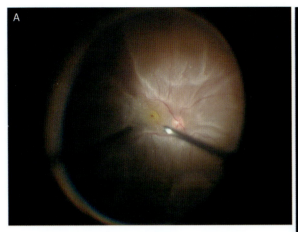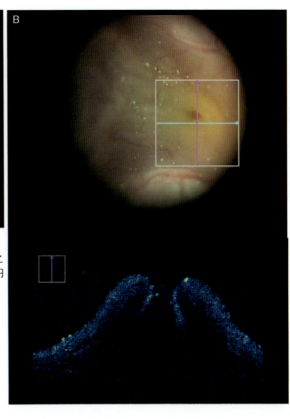

図3　黄斑円孔網膜剝離（63歳男性）の術中所見
A：術前は硝子体混濁，脈絡膜剝離を伴い詳細な所見を得ることが困難であったが，硝子体手術にて処理が進むと黄斑円孔の存在が疑われた．
B：術中OCTにて黄斑部を確認すると黄斑円孔が確認できた．

例は，初心者にとって網膜と区別が困難となる場合があり，術中OCTは有用と思われる．硝子体可視化剤を併用するとmembraneのOCT像は明瞭となる（図5）．

3）網膜細動脈瘤破裂

網膜細動脈瘤破裂ではILM下出血や網膜下出血を伴い，時には黄斑円孔を合併することもあるため術中OCTによる観察は有効である．ILM下出血の除去は術中OCTを用いると網膜までの距離感が容易につかめるために，初心者にとっては特に有用である（図6）．

4）増殖糖尿病網膜症【WEB】

増殖糖尿病網膜症では医原性裂孔を作らずに増殖膜を処理することが重要である．術中OCTを用いることにより，網膜と増殖膜が面で接着しているところ，網膜と増殖膜の間のスペースの存在，epicenterの存在など網膜と増殖膜との位置関係を確認しながら安全な増殖膜の処理が可能である（図7，8）．

まとめと今後の展望

術中OCTを用いることで，ICGやBBGによる生体染色，硝子体可視化剤に加えて視覚情報が1つ増えるために，より正しい術中判断が可能となる．特に出血などにより術前評価が困難な症例や，手術中に処理する増殖膜などは術中OCTでしか観察できないため有用である．術中OCTによる観察時間は手術侵襲でもあるため，OCTで得られる有用性と手術侵襲とのバランスを常に考えながら使用することも重要である．今後，短時間により容易に観察できる機器の進化が期待される．

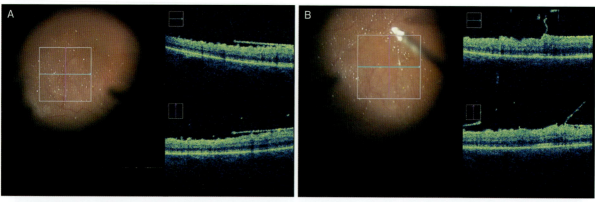

図4 黄斑前膜（64歳男性）の術中OCT所見
A：黄斑前膜を鑷子にて把持しやすい部位がOCTにて確認できる．
B：peelingにともなう網膜の牽引を意識しながら手術操作を行うことができる．

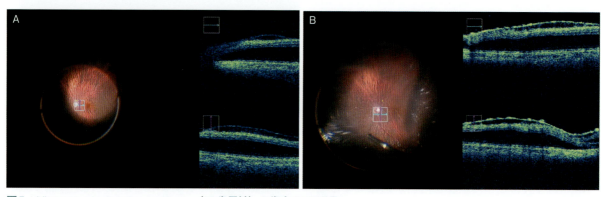

図5 Vitreomacular traction syndrome（69歳男性）の術中OCT所見
A：牽引による網膜分離を伴った薄い硝子体膜が観察できる．網膜と距離のある部位を選んで安全に処理が可能である．
B：硝子体可視化剤を併用することにより硝子体膜はより観察しやすくなる．

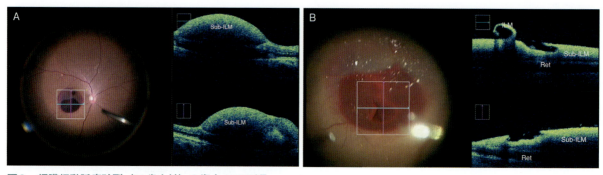

図6 網膜細動脈瘤破裂（53歳女性）の術中OCT所見
A：コアビトレクトミー後の黄斑部のOCT所見．
B：ILM下血腫除去を行っている途中のOCT所見．血腫の厚み，網膜までの距離感を意識しながら血腫の除去が可能である．
sub-ILM：ILM下血腫，Ret：網膜

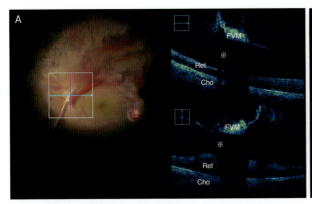
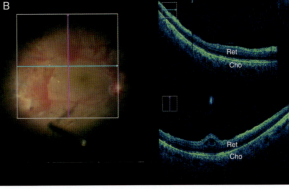

図7 増殖糖尿病網膜症（44歳男性）の術中OCT所見
A：OCTにより増殖膜と網膜の間に十分スペースがあることが確認できる．硝子体カッターにて容易に処理が可能である．
B：増殖膜処理後のOCT所見．
FVM：増殖膜，Ret：網膜，Cho：脈絡膜，※ 増殖膜と網膜の間の空間

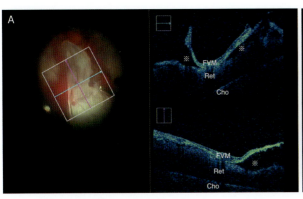
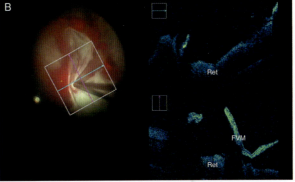

図8 増殖糖尿病網膜症（32歳女性）の術中OCT所見
A：増殖膜と網膜が面状に接着している部位と，わずかな空間が存在している部位が確認できる．網膜と増殖膜の空間からカッターによる処理を行う．
B：増殖膜の処理途中のOCT所見．OCT所見をもとにセグメンテーションを繰り返すことにより安全な増殖膜の処理が可能である．
FVM：増殖膜，Ret：網膜，Cho：脈絡膜，※ 増殖膜と網膜の間の空間

文　献

1) 杉田斜．術中OCT（後眼部）．眼科手術．28(1), 2015, 61-5.
2) Asami T, et al. Development of a Fiber-Optic Optical Coherence Tomography Probe for Intraocular Use. Invest Ophthalmol Vis Sci. 57(9), 2015, 568-74.
3) Ehlers JP, et al. Determination of Feasibility and Utility of Microscope-integrated OCT During Ophthalmic Surgery : the DISCOVER Study RESCAN Results. JAMA Ophthalmol. 133(10), 2015, 1124-32.

1 黄斑部毛細血管拡張症（macular telangiectasia：MacTel Type 1）と陳旧性網膜静脈分枝閉塞症（old BRVO）

白神 千恵子　Chieko Shiragami
香川大学医学部　眼科学教室
〒761-0793　香川県木田郡三木町池戸1750-1

どちらがMacTel Type 1で，どちらがold BRVOでしょうか？

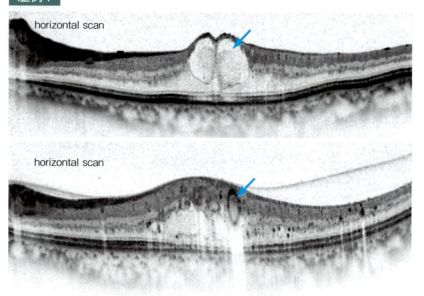

64歳男性．2カ月前から左眼視力低下を自覚し受診．視力LV＝（0.4）．

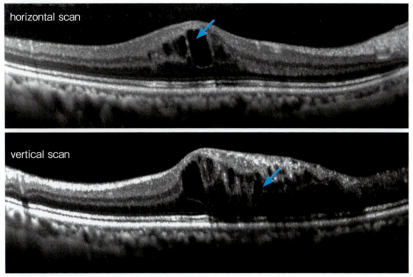

症例2

73歳男性．半年前から左眼視力低下を自覚し，悪化するため受診．視力LV＝（0.2）．

【ヒント】

症例1，2ともに各疾患に特徴的な所見を示している．両者とも，囊胞様黄斑浮腫（矢印）を認めるが，症例1下は内顆粒層の網膜毛細血管が拡張し，内網状層まで突出した所見（矢印），症例2下はvertical scanで，中心窩を境に上方に網膜全層の浮腫，肥厚を認める．

解 答

症例1：MacTel Type 1
症例2：old BRVO

　どちらの疾患も囊胞様黄斑浮腫（cystoid macular edema：CME）を認めるが，MacTel Type1のOCTは，毛細血管瘤（microaneurysm：ma）が拡張した血管腔が内顆粒層から周囲に拡張した形態をしているのが特徴である．一方，old BRVOのOCTはhorizontal scanではMacTelと鑑別が難しいが，vertical scanでみると，血管閉塞部位より末梢側の網膜支配領域が黄斑部を境に上下のどちらかのみであるため，網膜浮腫も黄斑を境に明らかに厚さに差が生じている．old BRVOは古い病巣であるため急性期に比べると網膜は菲薄化しているが，網膜血管が白線化して血流が途絶えても，動静脈吻合など側副血行路ができなければ，しばらく網膜浮腫は持続する．

解 説

MacTel Type 1

　黄斑部周囲に少量の出血（図1A：矢頭），点状の網膜毛細血管瘤（図1A：矢印）と黄斑浮腫を認める．僚眼の黄斑部，および両眼底周辺部は異常所見を認めない．フルオレセイン蛍光造影（FA）にて，造影早期には黄斑部周囲に毛細血管瘤に一致した過蛍光点を認め（図1B），造影後期になると毛細血管瘤から旺盛な蛍光漏出を認める（図1C）．BRVOに特徴的な網膜静脈の閉塞に伴う蛍光色素流入遅延は認めない．

MacTel Type 1は，おもに中高年男性の片眼に，黄斑周囲の網膜毛細血管の拡張，および毛細血管瘤がみられ，血管瘤の血管透過性亢進に起因する黄斑部浮腫を認める比較的まれな疾患で，発症原因は不明である．視力低下は緩徐だが進行性で，自然軽快と再発を繰り返す症例が多い．MacTelはType 1〜Type 3に分類されており，日本人はほとんどが血管瘤型のType 1である．BRVOで血管アーケード内の網膜細静脈が閉塞した症例で同様の所見を示すことがあるが，出血部位，毛細血管瘤が閉塞血管の周囲に限局していないこと，網膜動静脈交叉部に血管閉塞所見を認めないことから除外する．

old BRVO

眼底所見は，左眼黄斑部上方の網膜毛細血管が拡張蛇行し，白線化している血管もある．黄斑近傍に毛細血管瘤を数カ所に認めるが，中心窩より上方に限局している．FAにて，造影早期には黄斑部近傍に毛細血管瘤に一致した過蛍光点を認め，毛細血管の走行異常が明瞭である（図2A）．造影後期になると毛細血管瘤と拡張した毛細血管から蛍光漏出を認め（図2B），病変部より中枢側の細動静脈交差部に網膜静脈閉塞所見（図2AB：矢印）を認める．

BRVOは，網膜血管の硬化性変化に血流速度の低下や血液粘稠度の亢進によって起こる静脈閉塞で，閉塞した動静脈交差部より周辺の網膜に視神経線維の走行に沿った放射状，火焔状出血が起こり，急性期には網膜浮腫，出血が吸収された後期には網膜萎縮を認める．網膜浮腫は網膜外層の網膜分離を伴うこともあり，とくに中心窩では顕著である．網膜浮腫は，網膜外層に限局する網膜外層型と網膜内層まで浮腫を伴う網膜全層型があり，後者のほうが視力予後不良である．糖尿病，高血圧，血管閉塞性疾患など内科的疾患の既往がある

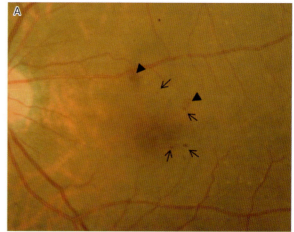
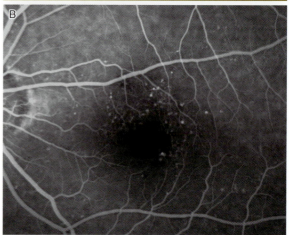
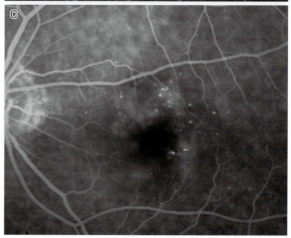

図1　MacTel Type1の眼底写真（A）とFA早期（B），後期（C）

症例に発症しやすい．血管アーケード内に限局した陳旧性BRVOは，黄斑部周囲の閉塞血管が拡張蛇行し，毛細血管瘤を形成するため，MacTel

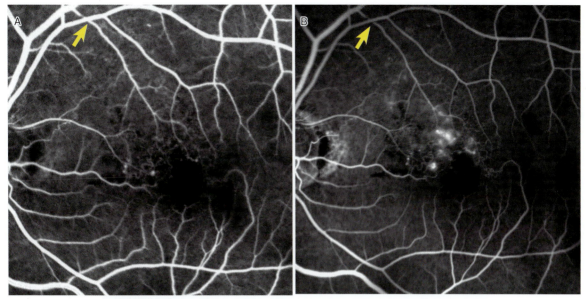

図2　old BRVOのFA早期（A），後期（B）

Type 1と鑑別が難しい症例がある．鑑別診断のために，OCTのvertical scanとFAが有用である．

文　献

1) Yannuzzi LA, et al. Idiopathic macular telangiectasia. Arch Ophthalmol. 124, 2006, 450-60.
2) Frangieh GT, et al. Histopathologic study of branch retinal vein occlusion. Arch Ophthalmol. 100, 1982, 1132-40.

2 中心性漿液性脈絡網膜症(CSC)と典型加齢黄斑変性(AMD)

丸子一朗 Ichiro Maruko
東京女子医科大学 眼科学教室
〒162-8666 東京都新宿区河田町8-1

どちらがCSCで，どちらがAMDでしょうか？

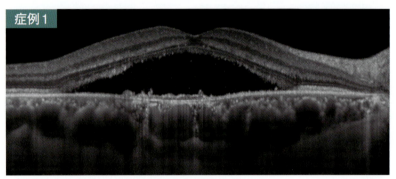

63歳男性，1カ月前から視力低下自覚．右眼矯正視力0.6.

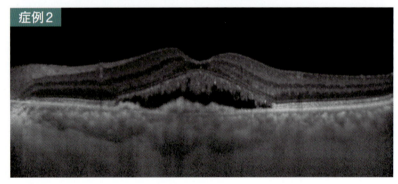

66歳男性，半年前からの歪視．左眼矯正視力0.6.

【ヒント】

症例1：右眼OCT水平断

　中心窩を含む漿液性網膜剥離あり．剥離部の視細胞外節の伸張が観察できる．中心窩に網膜色素上皮の一部不整がある．脈絡膜全層が観察でき，肥厚が確認できる．中心窩下脈絡膜厚は462μm.

症例2：左眼OCT水平断

　中心窩を含む漿液性網膜剥離あり．剥離部位の視細胞外節の伸張と顆粒状変化がみられる．網膜色素上皮の隆起が観察でき，その直下に細いラインが描出されている．脈絡膜全層が確認できるがやや不鮮明．脈絡膜はそれほど厚くない．中心窩下脈絡膜厚は290μm.

解 答

症例1：高齢者の中心性漿液性脈絡網膜症（CSC）．

OCTでは神経網膜の層構造は保持されており，比較的きれいな印象．視細胞外節の伸張（elongation）があるが，それほど強くなく，発症からそれほど時間が経っていないことが示唆される．網膜色素上皮ラインはほぼ平坦であるが，中心窩部位でやや隆起し，不整になっているのがわかる．ただし不整になっている網膜色素上皮ラインより後ろ側（脈絡膜側）の組織はブロックされることなくきれいに描出されており，不整な網膜色素上皮直下には脈絡膜新生血管や出血などの充実成分は少なく，光透過性がある漿液成分が多く含まれていると考えられる．このOCT画像では脈絡膜全層がきれいに描出されていることから，OCTの脈絡膜撮影モード，いわゆるenhanced depth imaging（EDI）-OCTの手法を用いて撮影していると思われる．中心窩下脈絡膜厚は450μm以上であり，正常眼よりかなり肥厚している．また脈絡膜内では低反射領域がその大部分を占めていることから，脈絡膜内に漿液成分が多いことが示唆される．

症例2：典型加齢黄斑変性（AMD）．1型脈絡膜新生血管．

OCTで神経網膜の層構造は保持されているが，症例1と比較すると漿液性剥離内がやや描出不良．剥離部位の視細胞外節の伸張が著明で，発症からしばらく時間が経っていることが容易に推察される．網膜色素上皮ラインをみると連続しているが，ところどころ隆起があり，不整になっている．ただし症例1の不整と異なりそのラインは凹凸がある．一部では網膜色素上皮ラインとは別にその下に細いラインが描出されており，これはブルッフ膜を示唆する所見である．脈絡膜は全層観察可能でこの画像もEDI-OCTの手法で撮影されたと考えられる．ただし症例1と比較すると脈絡膜はやや薄めであるが，それほど鮮明でない．これは網膜色素上皮直下に脈絡膜新生血管などの実質成分が含まれている可能性を示唆している．

症例1がCSC，症例2がAMDと考えられるが，最終的には眼底所見および造影検査所見から総合的に診断する必要がある．

解 説

症例1

CSCはフルオレセイン蛍光眼底造影（FA）で確認される網膜色素上皮の断裂部位からの漏出により漿液性網膜剥離を生じていることから，その原因は網膜色素上皮異常と考えられていたが，近年のインドシアニングリーン蛍光眼底造影（IA）による研究で脈絡膜血管異常がその病気の本態であることがわかってきた[1〜4]．

その一方でCSCは現在FAにおける1カ所または複数箇所からの蛍光漏出が観察できる典型的ないわゆるclassic CSCと，漿液性網膜剥離が半年以上遷延し，FAでの蛍光漏出部位がはっきりしない慢性型のchronic CSCの2種類に大きく分けられる．またclassic CSCのほうがchronic CSCより若年者に多いとされているが，classic CSC症例のなかには50歳以上の例もしばしばみられる[5]．

この両者のFA上の相違は，漏出点がはっきりしているかだけではない．FAでは網膜色素上皮障害を確認できるが，classic CSCでは漏出点以外の障害がみられないことが多いのに対して，chronic CSCでは造影初期から広い範囲で顆粒状の過蛍光（window defect）が観察され，その障害範囲がより広範である．しかし，その根本原

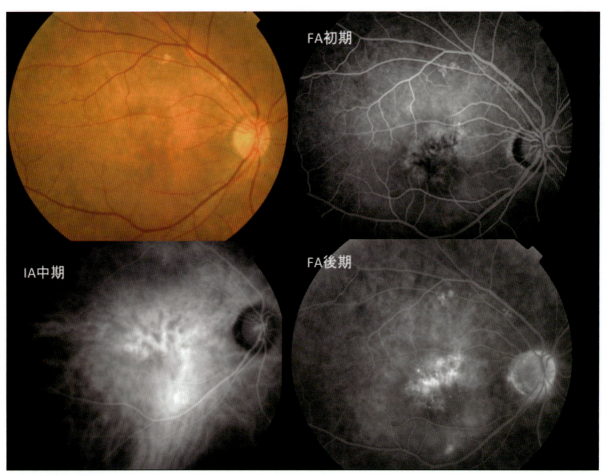

図1　症例1の眼底写真と蛍光眼底造影

因は同一であることはIAでみられる異常（充盈遅延，血管拡張，脈絡膜血管透過性亢進所見など）がその両者で確認されることからもわかる．

同様にOCTでclassic CSCとchronic CSCを判別するのは簡単ではないが，遷延性の漿液性剥離がある症例では神経網膜がかなり菲薄化することが多い．ただしOCTで脈絡膜を観察してみると，脈絡膜の厚みにはそれほど差はない[6]．ここまででわかるように，ただ単にCSCといっても，その病態と観察される所見は程度によりさまざまであり，OCTの画像だけでもかなりのバリエーションがある．

OCT以外の同症例の所見（図1）を見てみると本症例は63歳であり，カラー写真で見ても眼底反射は若年者のそれではない．

FAでは初期に中心窩を含む黄斑部に1〜2乳頭径大の淡い過蛍光がみられる．この範囲はOCTでの網膜色素上皮の隆起を伴う不整範囲よりも広いことから脈絡膜の背景蛍光が映し出されているwindow defectと考えられる．FA後期には中心窩上方に面状の過蛍光を呈する一方で，黄斑部全体に淡い過蛍光が観察でき，これは漿液性網膜剥離に一致していた．

IAでは中期像で正常よりも拡張した脈絡膜血管が中心窩を含む黄斑部全体にみられるが，脈絡膜新生血管を示すような過蛍光は観察されていな

い．このFAおよびIAの結果と前述のOCT所見を合わせて考えると，本症例はやや高齢者における，FAで蛍光漏出点のはっきりしないchronic CSCと診断される．ただし漿液性網膜剥離はそれほど長期化していないため網膜の菲薄化はまだ生じていない段階と考えられる．

症例2

AMDは現在典型AMD，ポリープ状脈絡膜血管症（PCV），網膜血管腫状増殖（RAP）に分類され[7]，そのうち典型AMDは脈絡膜新生血管が網膜色素上皮の下にとどまっているか，上にまで伸展しているかによって前者を1型，後者を2型に分けて考える必要がある[8]．ただし，この評価は病理学的なものであり，実際にはFAにおけるclassic型（≒2型）とoccult型（≒1型）に分けることが一般的である．すなわちclassic型はFA初期から境界鮮明な網目状の過蛍光を呈し，中期後期では旺盛な蛍光漏出を伴うもの，occult型は初期から境界不鮮明な淡い蛍光を呈し，後期になって漏出部位が不鮮明ながら点状または小さな斑状過蛍光（late leakage of undetermined source）を示すものがある．またoccult型にはOCTで網膜色素上皮の不整な隆起を伴っている場合にFA初期から顆粒状過蛍光を示し，経時的に蛍光が増強する線維血管性網膜色素上皮剥離（fibrovascular PED）も含まれる．一般的にclassic型症例にはoccult型を示す所見が含まれていることが多く，その割合はさまざまだが混在していると考えられている[9]．

IAはその光源波長がFAよりも長波長である特性から1型の脈絡膜新生血管の描出に優れ，造影初期から脈絡膜新生血管自体の過蛍光が検出され，後期にはその蛍光が増強しプラークを形成する．2型新生血管ではそのIA所見はさまざまであるが，FAでみられた所見とほぼ同様で初期には網目状の新生血管と後期に蛍光漏出がみられる．OCTにおいて典型AMDの出血，滲出，脈絡膜新生血管，線維化，硬性白斑などの所見を，完全に読み取るのは不可能で，眼底所見および造影検査と合わせて評価する必要がある．ただし，典型AMDにおいては脈絡膜新生血管自体が網膜色素上皮ラインの上にあるのか下にあるのかで治療効果も異なるとされていることから，治療前に1型か2型を診断することは重要であり，病変部の網膜色素上皮ラインの連続性や不整を注意深く見る必要がある．また最近のOCTによる脈絡膜観察により典型AMDではPCVよりも脈絡膜が薄いことが報告されており参考になる[10, 11]．

症例2のカラー写真（図2）をみると出血はなく，明らかな滲出斑もないことから，現在はまだ活動期ではない状態と考えられる．黄斑部にはうっすらと漿液性剥離を示唆する所見がみられるが，その周囲をよく見てみるとドルーゼン様の白色病変が観察できることから，病態としては加齢性の疾患であることが示唆される．FA初期は中心窩鼻側から下方にかけて淡い過蛍光所見があり，後期になると同部位を含む範囲で蛍光漏出を伴っている．とくに中心窩鼻側には点状斑状過蛍光を呈している．同時に漿液性剥離に一致して淡い蛍光貯留が観察できる．IAではポリープ状病巣はないが，中心窩鼻側にはっきりとした過蛍光がみられる．これは網膜色素上皮下の脈絡膜新生血管を示していると評価できるので，この過蛍光は前述のプラークと考えられる．これらの造影所見とOCTでみられた網膜色素上皮ラインの不整とその後方の描出不良などを合わせて考えると，本症例は脈絡膜新生血管が網膜色素上皮の下にあるoccult型の典型AMDであると診断される．

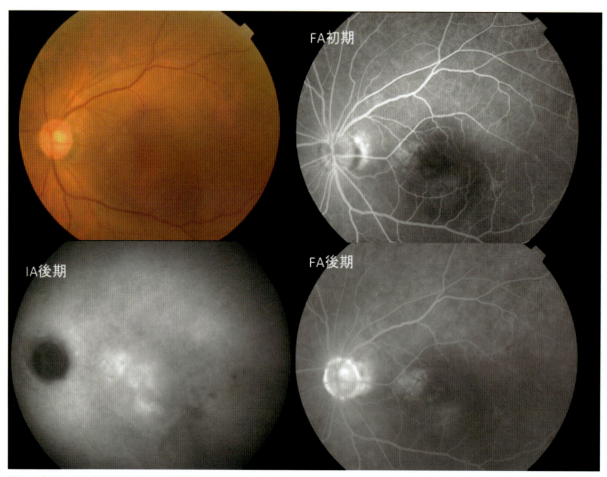

図2　症例2の眼底写真と蛍光眼底造影

文　献

1) Guyer DR et al. Digital indocyanine-green videoangiography of central serous chorioretinopathy. Arch Ophthalmol. 112 (8), 1994, 1057-62.
2) Piccolino FC et al. Central serous chorioretinopathy and indocyanine green angiography. Retina. 14(3), 1994, 231-42.
3) Spaide RF et al. Indocyanine green videoangiography of older patients with central serous chorioretinopathy. Retina. 16(3), 1996, 203-13.
4) Iida T et al. Persistent and bilateral choroidal vascular abnormalities in central serous chorioretinopathy. Retina. 19 (6), 1999, 508-12.
5) Spaide RF et al. Central serous chorioretinopathy in younger and older adults. Ophthalmology. 103(12), 1996, 2070-9.
6) Maruko I et al. Subfoveal choroidal thickness in fellow eyes of patients with central serous chorioretinopathy. Retina. 31(8), 2011, 1603-8.
7) Maruko I et al. Clinical Characteristics of Exudative Age-Related Macular Degeneration in Japanese Patients. Am J Ophthalmol. 144(1), 2007, 15-22.
8) Gass JD. Biomicroscopic and histopathologic considerations regarding the feasibility of surgical excision of subfoveal neovascular membranes. Am J Ophthalmol. 118(3), 1994, 285-98.
9) Green WR et al. Age-related macular degeneration histopathologic studies. Am J Ophthalmol. 100(10), 1993, 1519-35.
10) Chung SE et al. Choroidal thickness in polypoidal choroidal vasculopathy and exudative age-related macular degeneration. Opthalmology. 118(5), 2011, 840-5.
11) Koizumi H et al. Subfoveal choroidal thickness in typical age-related macular degeneration and polypoidal choroidal vasculopathy. Graefes Arch Clin Exp Ophthalmol. 249(8), 2011, 1123-8.

1章 OCT ③画像診断「まぎらわしい症例」にチャレンジ！

3 ポリープ状脈絡膜血管症(PCV)と中心性漿液性脈絡網膜症(CSC)

佐藤 拓 Taku Sato
高崎佐藤眼科
〒370-0036 群馬県高崎市南大類町1000-1

どちらがPCVで，どちらがCSCでしょうか？

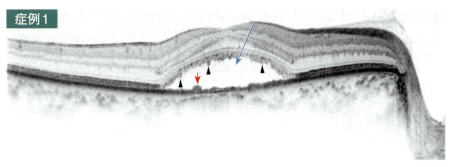

52歳男性．矯正視力(0.9)，既往なし．主訴：1カ月前からの視力低下．

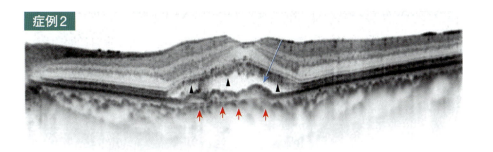

73歳男性．矯正視力(1.0)，既往：高血圧．主訴：1カ月前からの視力低下．

【ヒント】
　共通している所見は何でしょうか？　異なる所見は何でしょうか？　鑑別するために必要な検査は何でしょうか？

解　答

症例1：中心性漿液性脈絡網膜症（CSC）
症例2：ポリープ状脈絡膜血管症（PCV）

解　説

　50歳前後以上の年齢で黄斑部に漿液性網膜剥離が生じている場合，中心性漿液性脈絡網膜症（CSC）とポリープ状脈絡膜血管症（PCV）との鑑別が重要かつ困難な場合によく遭遇する．PCVの提唱者であるDr.Yannuzziも鑑別が困難な症例の存在を報告している[1]．自然寛解する場合があるCSCと異なり，滲出型加齢黄斑変性（AMD）の特殊型に位置づけられるPCVとはその予後が大きく異なり確定診断は重要である．網膜下出血の有無が決め手になるが，PCVの初期には出血がない症例や橙赤色隆起病巣がはっきりしない症例もあり，鑑別に苦慮する場合がある．確定診断にはフルオレセイン蛍光造影（FA）以上にインドシアニングリーン蛍光造影（IA）が有用である．

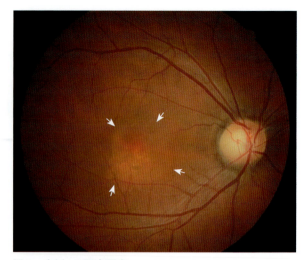

図1　症例1の眼底写真

近年補助検査の意味合いが強かった光干渉断層計（OCT）も診断や治療において重要な役割を担い始めている．本稿ではPCVとCSCの鑑別が困難な症例を提示し，OCT所見をまとめる．

症例1

　眼底：黄斑部に1乳頭径大の漿液性網膜剥離（矢印）がある（図1）．

　FA：中心窩の下方に4箇所早期に点状（矢印），後期にかけて円形増大の漏出がある（図2）．

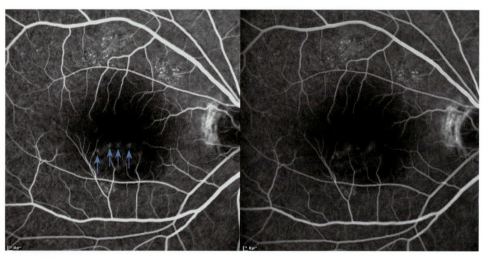

図2　症例1のFA

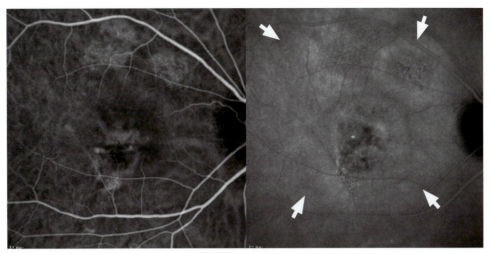

図3　症例1のIA

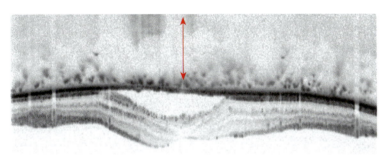

図4　Enhanced depth imaging（EDI）-OCT

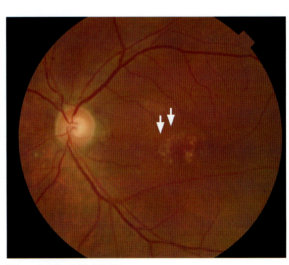

図5　症例2の眼底写真

　IA：脈絡膜静脈の拡張と中期から後期にかけて透過性亢進所見（矢印）がある（図3）．

　OCT：漿液性網膜剝離（青矢印），視細胞外節の延長（矢頭），色素上皮のラインは直線であるが，一部肥厚（RPE過形成）（赤矢印）がみられる．double layer signほど厚みがないので鑑別ができる（症例のOCT画像）．Enhanced depth imaging（EDI）-OCTで脈絡膜厚が厚い（矢印）（図4）．

症例2

　眼底：黄斑部に1乳頭径大の漿液性網膜剝離，網膜色素上皮萎縮，橙赤色隆起病巣（矢印）がある（図5）．

　FA：ポリープ部位の顆粒状過蛍光と異常血管網の一部から蛍光漏出がある（青矢印）（図6）．

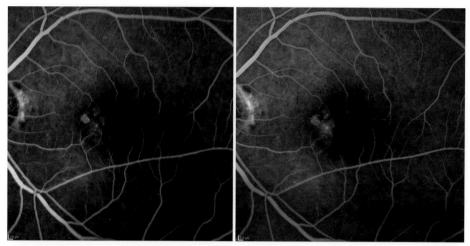

図6　症例2のFA

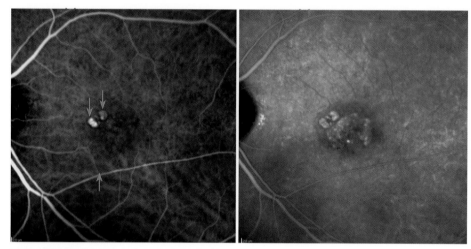

図7　症例2のIA

　IA：中心窩を含む異常血管網とポリープが2個検出されて，淡い漏出を示す（青矢印）（図7）．

　OCT：漿液性網膜剝離（青矢印），視細胞外節の延長（矢頭），異常血管網の部位がdouble layer sign（赤矢印）を示している（症例のOCT画像）．ポリープ病巣の部位はRPEの急峻な挙上所見（赤矢印）として検出されている（図8）．EDI-OCTで脈絡膜厚が中等度厚い（矢印）（CSCより薄く，AMDより厚い：図9）．

OCTの鑑別ポイントまとめ：一般的な傾向であり症例により異なる場合があります

1）剝離網膜の視細胞外節の延長　CSC≧PCV

　SDOCTよる調査では正常眼60μmでCSCの90μmより長いという報告や[2]，CSC平均62μmに対してPCVは平均33μmという報告がある[3]．

2）RPEラインの異常　PCV≧CSC

　PCV：ポリープの部位のRPEの急峻な挙上所見（RPE側に付着するように内部反射がある）[4]，異常血管網のdouble layer sign（RPEのラインが波型にBruch膜のラインが直線になり，その間に

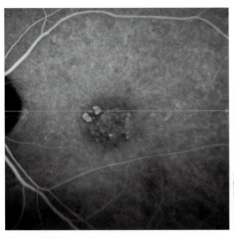
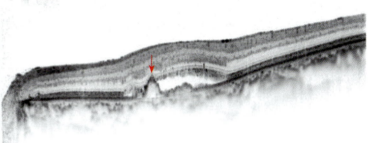

図8　症例2のIAとOCT

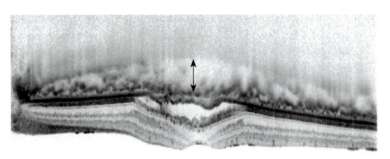

図9　症例2のEDI-OCT

中等度の反射を示す）が特徴的所見である[5, 6]．PEDを伴う症例も多い．

　CSC：基本的にはRPEのラインは直線を示す症例が多い．小さなPED（時に多発）がある．内部反射は無反射である．まれに色素上皮の過形成がある．

3）脈絡膜厚　CSC＞PCV＞AMD

　EDI-OCTの手法により，脈絡膜の厚みの検討が増えてきた．年齢や屈折により異なるが，正常眼の脈絡膜厚は287μmで[7]，CSCは約350〜500μmで厚いことが証明されている[8〜10]．この所見は鑑別に非常に重要となる．またPCVは約300〜440μmと報告があり[10〜12]，AMDより厚くCSCより薄いと考えられている．

最後に

　PCVとCSCの鑑別にポリープが重要であることは疑いがない．しかし，OCTでポリープ以外の部位をスキャンしている場合もあり，ポリープ以外にも着目して，OCTによるRPEのラインと脈絡膜厚に着目することにより，鑑別の精度が高まることを強調したい．

文　献

1) Yannuzzi LA, Freund KB, Goldbaum M, et.al. Polypoidal choroidal vasculopathy masquerading as central serous chorioretinopathy. Ophthalmology. 107(4), 2000, 767-77.
2) Matsumoto H, Kishi S, Sato T, et al. Fundus autofluores-

cence of elongated photoreceptor outer segments in central serous chorioretinopathy. Am J Ophthalmol. 151, 2011, 617-23.
3) Ooto S, Tsujikawa A, Mori s et al. Thickness of photorecepter layers in polypoidal choroidal vasculopathy and central serous chorioretinopathy. Graefes Arch Clin Exp Ophthalmol. 248, 2010, 1077-86.
4) Iijima H, Iida T, Imai M, et al. Optical coherence tomography of orange-red subretinal lesions in eyes with idiopathic polypoidal choroidal vasculopathy. Am J Ophtahlmol. 129, 2000, 21-6.
5) Sato T, Kishi S, watanabe G, et al. Tomographic features of branching vascular networks in polypoidal choroidal vasculopathy. Retina. 27, 2007, 589-94.
6) Ojima Y, Hangai M, Sakamoto A, et al. Improved visualization of polypoidal choroidal vasculopathy lesions using spectral-domain optical coherence tomography. Retina. 29, 2009, 52-9.
7) Margolis R, Spaide RF. A pilot study of enhanced depth imaging optical coherence tomography of the choroid in normal eyes. Am J Ophthalmol. 147(5), 2009, 811-5.
8) Imamura Y, Fujiwara T, Maet al. Enhanced depth imaging optical coherence tomography of the choroid in central serous chorioretinopathy. Retina. 29, 2009, 1469-73.
9) Maruko I, Iida T, Sugano Y, et al. Subfoveal choroidal thickness after treatment of central serous chorioretinopathy. Ophthalmology. 117, 2010, 1792-9.
10) Kim SW, Oh J Kwon SS et al. Comparison of choroidal thickness among patients with healthy eyes, early age-related maculopathy, neovascular age-related macular degeneration, central serous chorioretinopathy, and polypoidal choroidal vasculopathy. Retina. 31, 2011, 1904-11.
11) Koizumi H, Yamagishi T,Yamazaki T et al. Subfoveal choroidal thickness in typical age-related macular degeneration and polypoidal choroidal vasculopathy. Graefes Clin Exp Ophthalmol. 249, 2011, 1123-8.
12) Chung SE, Kang SW, Lee JH, et al. Choroidal thickness in polypoidal choroidal vasculopathy and exudative age-related macular degeneration. Ophtahlmol. 118, 2011, 840-5.

1章 OCT ③画像診断「まぎらわしい症例」にチャレンジ！

4 網膜血管腫状増殖(RAP)とクラシック型脈絡膜新生血管(classic CNV)

沢 美喜 Miki Sawa
堺市立総合医療センター アイセンター（眼科）
〒593-8304 大阪府堺市西区家原寺町1-1-1

どちらがRAPで，どちらがclassic CNVでしょうか？

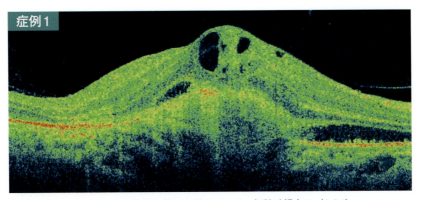

70歳女性．1カ月からの右眼視力低下を訴えている．初診時視力は（0.04）．

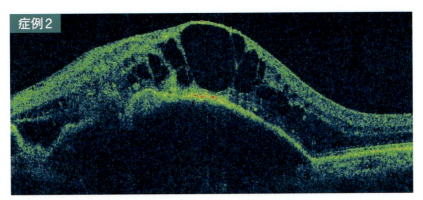

84歳女性．最近の急激な視力低下を訴えている．初診時視力は（0.15）．

【ヒント】
　症例1，2ともに隆起性変化がみられ，網膜浮腫，漿液性網膜剥離を伴っています．「隆起性変化の原因は？」「新生血管の部位は？」という疑問を持ちながら，RPE層をトレースしていきましょう．

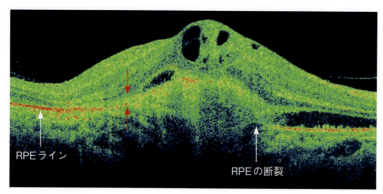

図1 OCT画像

解　答

症例1：クラシック型脈絡膜新生血管
　　　　（classic CNV）
症例2：網膜血管腫状増殖（RAP）

解　説

症例1

　OCT画像で，RPEによる高反射層を左から右にトレースすると（図1，左白矢印），途中で高反射層が二つに分かれているように見え（図1，赤矢印），どちらがRPE層を示しているのかわからなくなります．隆起性病変の中にある高反射層（図1，赤矢印下）は途中で追うことができなくなりますが，隆起性病変の表層の高反射層（図1，赤矢印上）は追うことができます．しかしながら，その隆起性変化の右端の部分では，高反射層の連続性が保たれていません．ここでRPEの断裂があります（図1，右白矢印）．すなわち，新生血管の隆起があって，RPEの連続性が消失していることから，RPE上に生じた新生血管（Ⅱ型脈絡膜新生血管）ではないかと推察できます．二層に分かれていた隆起性病変の中にある高反射層はRPE層を示している可能性があり，表層の高反射層はCNVの表層をトレースしていると考えられます．

　眼底写真では，黄斑部に灰白色病変がみられ（図2A，矢印），その周囲を取り囲むように網膜下出血，耳下側には硬性白斑がみられます（図2A）．FAでは出血のブロックに囲まれたクラシック型CNVが，初期では網目様（図2B，細矢印），後期（図2C）では旺盛な蛍光漏出として観察されます．また，耳側にもびまん性の蛍光漏出（woozing）がみられ，オカルト型CNVが示唆されます（図2B，太矢印）．

　これをIA所見（図2D）で確認すると，FAでのクラシック型CNVに一致して，網目様の血管影（図2D，細矢印）が観察され，woozingに一致した耳側にはやや太めの新生血管影（図2D，太矢印）が観察されます．

　FA所見ではクラシック型CNVが総病変面積の半分以下であることから，minimally classic CNVに分類されます（参考：classic CNVが総病変面積の半分以上なら，predominantly classic CNV．classic CNVがなければ，occult with no classic CNV）．

症例2

　症例1と同様にRPE層を追っていくと，隆起の

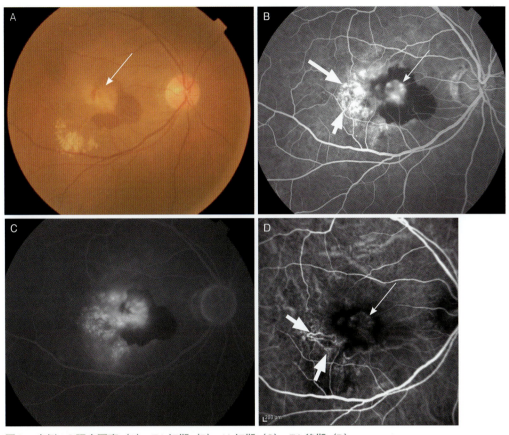

図2　症例1の眼底写真（A），FA初期（B），IA初期（C），FA後期（D）

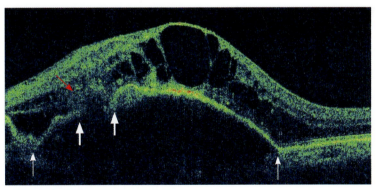

図3　OCT画像

辺縁は急な立ち上がりで（図3，細矢印），RPE下の隆起性病変内部には，反射塊がみられないことから，漿液性の網膜色素上皮剥離（PED）であることがわかります．また，PEDの左側1/3のところにRPEの断裂がみられ（図3，太矢印），その上には新生血管を示唆する反射塊がみられます（図3，赤矢印）．新生血管の反射塊が小さいわりには，症例1に比べると浮腫が広範囲に観察されます．PED，PED上の強い浮腫，RPEの断裂はRAPの特徴的なOCT所見です．

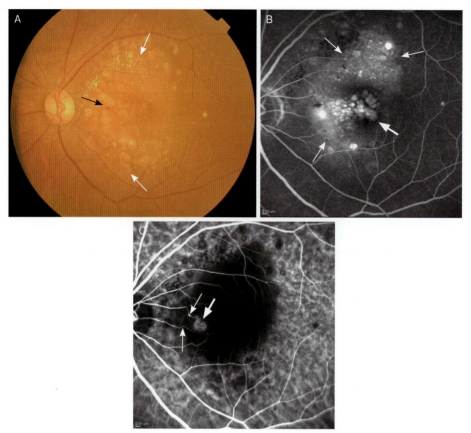

図4 症例1の眼底写真（A），FA（B），IA（C）

眼底写真で，軟性ドルーゼンが散在し（図4A，白矢印），黄斑部にはPEDがみられます（図4A）．また，浅い小さな網膜出血もみられます（図4A，黒矢印）．出血は新生血管近傍に観察されることが多いため，出血の場所から新生血管の位置をある程度推測することが可能です．FA（図4B）ではPEDに一致した蛍光貯留（図4B，細矢印），黄斑浮腫に一致した花弁状の蛍光貯留（図4B，太矢印）が観察されるものの，過蛍光が広範囲に観察されるため，新生血管の位置を同定することはできません．IA（図4C）では新生血管による強い過蛍光，いわゆるhot spot（図4C，太矢印）が観察され，新生血管と網膜血管吻合（retinal-retinal anastomosis，図4C，細矢印）が明瞭です．hot spotに流入する網膜血管の拡張もRAPの特徴です．

文 献

1) 岸章治編．"狭義加齢黄斑変性"．OCT眼底診断学 第2版．東京，エルゼビア・ジャパン，2010，121-4．
2) Malamos P, Sacu S, Georgopoulos M, Kiss C, Pruente C, Schmidt-Erfurth U.Correlation of high-definition optical coherence tomography and fluorescein angiography imaging in neovascular macular degeneration. Invest Ophthalmol Vis Sci. 50(10), 2009, 4926-33.
3) Yannuzzi LA, Negrão S, Iida T, Carvalho C, Rodriguez-Coleman H, Slakter J,Freund KB, Sorenson J, Orlock D, Borodoker N. Retinal angiomatous proliferation in age-related macular degeneration. Retina. 21(5), 2001, 416-34.
4) Truong SN, Alam S, Zawadzki RJ, Choi SS, Telander DG, Park SS, Werner JS, Morse LS. High resolution Fourier-domain optical coherence tomography of retinal angiomatous proliferation. Retina. 27(7), 2007, 915-25.
5) Matsumoto H, Sato T, Kishi S. Tomographic features of intraretinal neovascularization in retinal angiomatous proliferation. Retina. 30(3), 2010, 425-30.

1章 OCT ③画像診断「まぎらわしい症例」にチャレンジ！

5 緑内障と病的近視に伴う変化

丸山勝彦　Katsuhiko Maruyama
東京医科大学臨床医学系 眼科学分野
〒160-0023　東京都新宿区西新宿6-7-1

どちらが緑内障で，どちらが病的近視に伴う変化でしょうか？

症例1

28歳男性．人間ドックで眼底の異常を指摘され来院．視力0.06（1.2×S−6.00D），眼圧14mmHg，中心角膜厚543μm，眼軸長27.50mm．

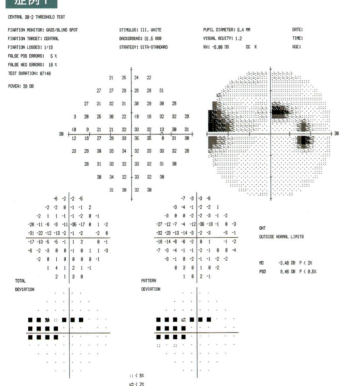
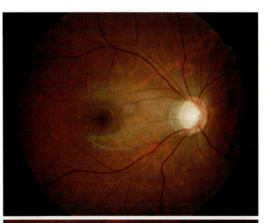
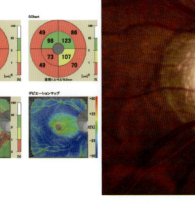
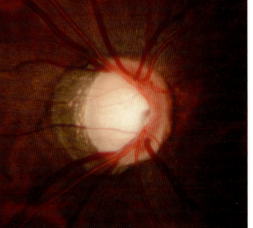

症例2

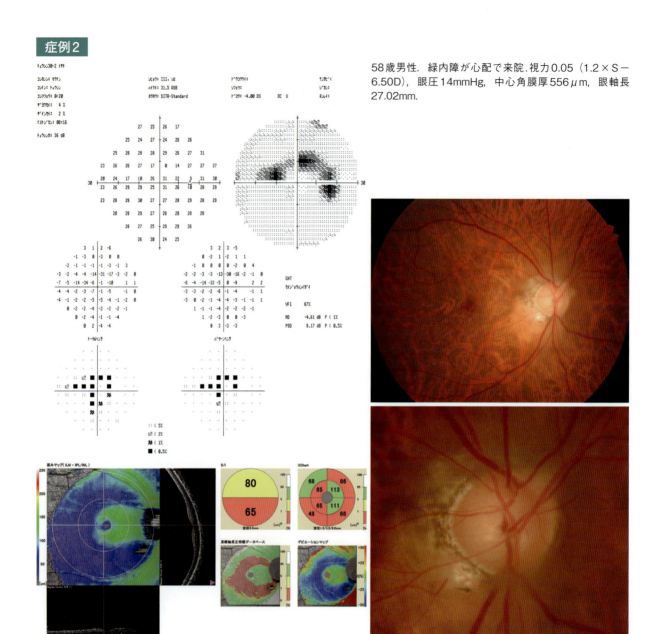

58歳男性．緑内障が心配で来院．視力0.05（1.2×S−6.50D），眼圧14mmHg，中心角膜厚556μm，眼軸長27.02mm．

【ヒント】

　どちらの症例も光干渉断層計（optical coherence tomography；OCT）による黄斑部解析の結果では神経線維の走行に沿った網膜内層厚の菲薄化が見られ，ハンフリー自動視野計中心30-2プログラムではOCTの異常に対応する視野異常を認める．このように，OCTと視野だけを見ると両者は一見緑内障のように見えるが，眼底をよく見てみると，一方の症例は緑内障性の変化に乏しく，乳頭周囲に病的近視に伴うある特徴的な所見が観察されている．

解　答

症例1：緑内障
症例2：病的近視に伴う変化

本症例で見られるのはintrachoroidal cavitation（ICC）

解　説

症例1の視神経乳頭陥凹は深く，一部，篩板孔が透見できる所見laminar dot signを認める．また，陥凹は上下に拡大して耳側の辺縁部は菲薄化しており，上耳側，下耳側の血管が屈曲して銃剣状に見えるbayonetingを認める．さらに，乳頭周囲に目を向けると，乳頭周囲網脈絡膜萎縮parapapillary chorioretinal atrophy（PPA）が見られ，上下に網膜神経線維層欠損retinal nerve fiber defect（NFLD）を認める．このNFLDは黄斑部OCT所見でも網膜内層厚の菲薄化として明瞭に捉えられており，視野検査でも上半視野には弓状暗点，鼻側穿破，下半視野には鼻側階段といった典型的な緑内障性の変化が見られ，かつ眼底と視野の異常部位が対応することから緑内障と診断することができる．

一方，症例2の視神経乳頭陥凹はそれほど深くない．しかし，上耳側，下耳側に陥凹は浅く拡大しており，いわゆるsaucerizationと呼ばれる所見の可能性はあるが，豹紋状眼底のため陥凹拡大部に一致したNFLDの存在は明確ではない．乳頭周囲にはPPAを認めるが，本症例の大きな特徴は，乳頭辺縁を取り囲むように下耳側に偏心した楕円形に広がる橙色の色調の領域が見られることである．同部位の断層像をOCTで撮影すると，intrachoroidal cavitation（ICC）と呼ばれる洞様の脈絡膜分離が観察される（図1）．

ICCは乳頭辺縁に橙色，三日月状に観察される病変で，乳頭の下方や耳側によく見られるが，本症例のようにその他の部位にも見られることがある．本病態は，当初は網膜色素上皮剥離として報告されたが[1]，その後，脈絡膜内に生じた洞構造であると発表され[2]，ICCと乳頭の境界で網膜が欠損し，硝子体腔とICCが交通していることが明らかにされた[3]．網膜の欠損部の神経線維は断裂し，その領域は網膜神経線維層欠損となり，緑内障様の視野異常が生じる．強度近視眼で多く見られるが，正視眼や遠視眼でも見られ，加齢との関連性も推測されている[4]．

「緑内障疑い」ということで，眼底をじっくり観察せずに自動的にOCTと視野検査を施行し，異常を認めるので緑内障と診断したが，実はICCであったというケースを見かけることがある．必ず詳細な眼底検査を行い，症例に応じてOCTも通常の撮影方法以外の方法で撮影を行って，異常の検出を試みる必要がある．

文　献

1) Freund KB, et al. Peripapillary detachment in pathologic myopia. Arch Ophthalmol. 121(2), 2003, 197-204.
2) Toranzo J, et al. Peripapillary intrachoroidal cavitation in myopia. Am J Ophthalmol. 140(4), 2005, 731-2.
3) Spaide RF, et al. Evaluation of peripapillary intrachoroidal cavitation with swept source and enhanced depth imaging optical coherence tomography. Retina. 32(6), 2012, 1037-44.
4) Yeh SI, et al. Characteristics of peripapillary choroidal cavitation detected by optical coherence tomography. Ophthalmology. 120(3), 2013, 544-52.

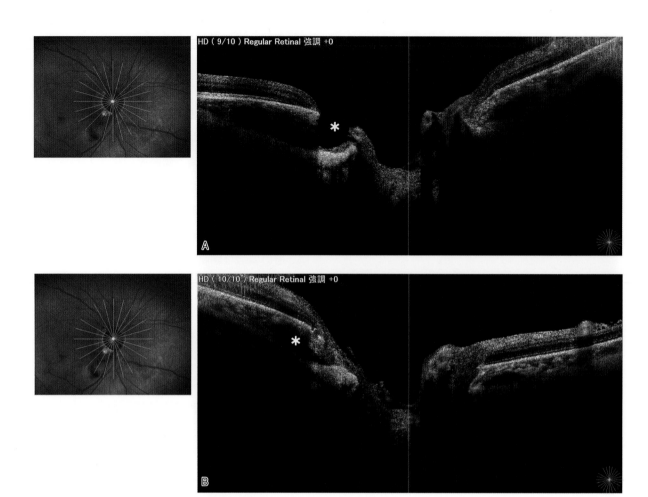

図1　症例2の光干渉断層計ラジアルスキャン像
A：視神経乳頭下耳側を通る断層像.
B：視神経乳頭上耳側を通る断層像.
どちらの断層像でも脈絡膜の洞構造が見られ（＊），Aでは網膜の欠損部を介して硝子体腔と交通している.

2章

OCTA

2章 OCTA ①原理と機種間比較

1 OCTアンギオグラフィーの原理と基礎

板谷正紀　Masanori Hangai
はんがい眼科
〒337-0041　埼玉県さいたま市見沼区南中丸680

はじめに

　従来の眼底の光干渉断層計（Optical coherence tomography；OCT）の画像は，眼底からの反射光の強さを深さ情報に基づいて画像化した反射強度画像である．網膜の各層は反射強度が異なる．一般に，細胞層は反射が弱く，線維層は反射が強い．また病変により反射強度が異なる．OCTは深さ情報を持っているため，この反射強度を深さ方向に並べるとOCTの画像ができる．

　スペクトラルドメインOCT（SD-OCT）によりスキャン速度が高速化したことで，眼底を3次元的に撮影し，眼底の立体画像を眼底写真のように光軸側から観察することが可能となった．この観察画像はアンファス画像と呼ばれる．さらにはenhanced depth imaging（EDI）法やスウェプトソースOCT（SS-OCT）方式を用いることで，網膜色素上皮の後方にあり観察が難しかった脈絡膜血管層を明瞭に描出できるようになった．OCTアンギオグラフィーは，この強度画像であるOCTの進歩を基盤として登場した血流を有する眼底の血管を選択的に描出する技術である．描出された網膜血管をアンファス画像で観察することで，フルオレセイン蛍光眼底造影のような観察が可能となり，EDI法やSS-OCTを用いることで脈絡膜血管も明瞭に描出できるようになったわけである．

OCTアンギオグラフィーの原理

　組織からの反射光には静止シグナルである反射強度に対して，血流などの動きを反映して変化するシグナルが含まれている．検出する方法によりそのシグナルは，専門用語でDoppler frequency shifts, speckle variance, phase variance, decorrelation signalなどバリエーションが存在する[1]．眼底の中で動きのあるものは網膜血管と脈絡膜血管の血流だけであるため，これらのシグナルは，網膜血管と脈絡膜血管を描出する．動静脈のみならず毛細血管まで描出される．

　では，どのようにシグナルの変化を捉えるのか？血流の動きは時間とともに刻々と変化しているため，同じ場所を同じ3次元（three dimensional；3D）スキャン法で複数回スキャンして得られた複数の3D画像を比較して，変化のないシグナルを落とし，変化しているシグナルだけを拾い出すことができる（図1）．ここで，複数回の3Dスキャンを正確に同じ位置で行うことが技術的に重要となる．眼の固視微動，さらには疾患眼での固視不良は正確な繰り返し3Dスキャンを妨げる．この問題を克服する技術として眼球運動追尾機能が挙げられる．また，水平スキャンと縦スキャンを行い対応させることで撮影後に眼の動きを補正す

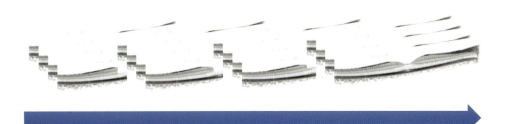

図1　OCTアンギオグラフィーの原理
同じ場所で3次元スキャン（ラスタスキャン）を繰り返し，スキャン間の変化するシグナルを抽出し画像化する．

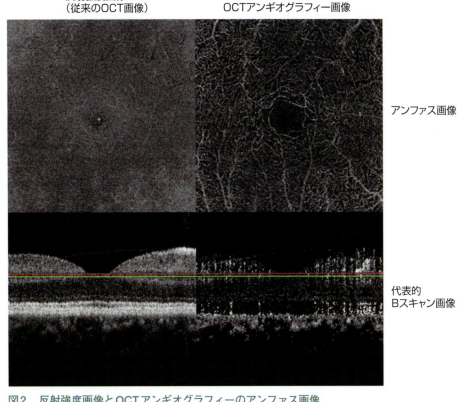

図2　反射強度画像とOCTアンギオグラフィーのアンファス画像
下のBスキャン画像の赤と緑のラインで挟まれた範囲のアンファス画像を上に示す．

る技術も応用されている．いずれにせよ，OCTアンギオグラフィーが実用化できたのは，SD-OCTまたはSS-OCTで実現した高速スキャンのお陰であることがわかる．

捉えた動きのシグナルをどう観察するかも重要である．眼科医が見慣れた眼底や蛍光眼底造影における血管像と同じように見せる方法が先述したアンファス画像である（図2）．

もうひとつ重要なOCTアンギオグラフィーの特徴は，形態情報を有する強度画像も同時に取得

され，両画像は点対点で対応していることである．得られた血管画像が，眼底のどの深さに存在するかを容易に同定することができる（図2）．

OCTアンギオグラフィーは蛍光眼底造影の代わりになるか？

　OCTアンギオグラフィーが蛍光眼底造影の代わりになるかを技術的な側面から考察する．両技術はともに眼底の血管を毛細血管レベルまで描出できる点で類似するが，その臨床的情報に基本的な相違点が存在する．OCTアンギオグラフィーは，蛍光剤の漏出や貯留が捉える血漿漏出や血管外貯留を原理的に捉えることができない．これはデメリットと考えられるが，視点を変えると漏出した蛍光剤に邪魔されて血管が観察しづらくなることはない．

　上述したように，OCTアンギオグラフィーの撮影の際には，対応する強度画像が取得され，この強度画像は黄斑浮腫や加齢黄斑変性の囊胞様腔や網膜下液を捉えることができる．よって，OCTアンギオグラフィー単独では，蛍光眼底造影の代わりにはなり得ないが，OCTアンギオグラフィーと強度画像を一緒に活用することで，黄斑疾患の管理は可能になる．

　眼底疾患は日常よく出会う疾患（common disease）だけではなく，鑑別診断に迷う疾患（rare disease）が存在し，特徴的な蛍光眼底造影像が記載されてきており，診断に有用である．OCTアンギオグラフィーが，このような高度の診断にどの程度有用であるかは，今後の研究を待つ．ゆえに，初診時の正確な鑑別診断のためには今でも従来の蛍光眼底造影とOCTアンギオグラフィーを組み合わせて診断力を高めていくことが重要だと考える．

　一方，いったん診断が確定した糖尿病黄斑浮腫や加齢黄斑変性などのcommon diseaseでは，OCTアンギオグラフィーと強度画像を活用し，管理していくことが効果的である．蛍光剤を用いないため，繰り返し検査ができる点もありがたい．OCTアンギオグラフィーは後述する蛍光眼底造影にはないアドバンテージもあり，基本的に異なる情報であり，代わりになるかどうかは臨床的状況により答えが違うのであろう．

OCTアンギオグラフィーのアドバンテージ

　OCTアンギオグラフィーの最大のアドバンテージは，血管網を3次元的に観察および解析できることであろう．網膜毛細血管網は網膜神経線維層毛細血管網，表層毛細血管網，中間毛細血管も，深層毛細血管網の4層から成る[2〜4]．

　図3に示すように，これら4層をそれぞれ描出することができる．市販機によっては網膜神経線維層毛細血管網を除く3層を描出できる．これにより，毛細血管瘤や無灌流領域などの毛細血管の病変が存在する深さを同定することが可能になる[5]．このアドバンテージの臨床的意義の詳細は別の章に譲る．

現行のOCTアンギオグラフィーの技術的限界

　現行のOCTアンギオグラフィー機器の限界の1つは，スキャン速度の不足のため広い範囲を撮

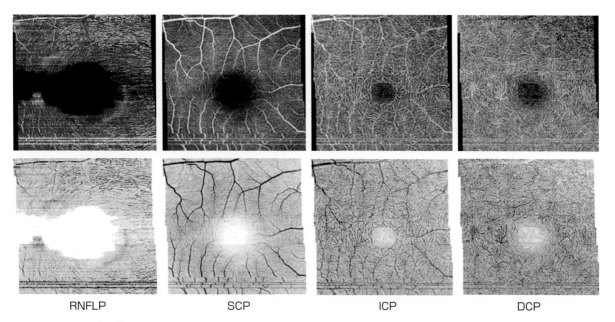

図3 OCTアンギオグラフィーで描出される網膜毛細血管網4層構造
RNFLP；retinal nerve fiber layer capillary plexus
SCP；superficial capillary plexus
ICP；intermediate capillary plexus
DCP；deep capillary plexus

影すると毛細血管の描出が不鮮明になることである．われわれの研究では，少なくとも12μmのピクセルスペーシング（スキャンの間隔）が網膜毛細血管を明瞭に描出するために必要であった（図4）．われわれが用いたOCTの速度は，5,300rpmであったため，3 mm×3 mm正方が明瞭な毛細血管像を得る限界であった．現行のOCT機器は10,000 rpmのものもあり，もう少し広い範囲を明瞭に描出できるとは思われるが，それでも蛍光眼底造影並みの広さで明瞭に描出するためには，もっと速い速度が必要である．速度を補う方法として，複数枚を重ねて画像を鮮明にする加算平均法や，狭い撮影を広い範囲に施行して，いわゆるパノラマ法で画像を作成する方法（図5）などが考えられる．研究の世界では，現行OCTよりも2桁速いOCT技術も報告されており，将来的には蛍光眼底造影の範囲，あるいはそれ以上に広い範囲を明瞭に撮影できる可能性が考えられる．

もう1つの限界は，網膜出血，硬性白斑，囊胞様腔などの網膜病変による撮影光のブロックである．これは強度画像と共通の問題である．特に，活用したい黄斑浮腫や加齢黄斑変性ではこのような病変が豊富で問題となる．SS-OCTによるOCTアンギオグラフィーは，光源の中心波長が1-μmと長く，組織透過性が高いため，SD-OCTに比べれば，この問題が軽減される．

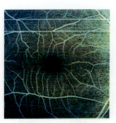 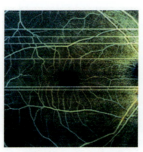 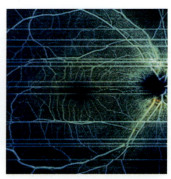

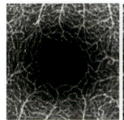 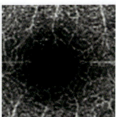 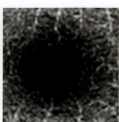 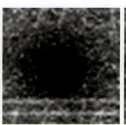 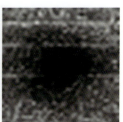

図4 OCTアンギオグラフィー撮影範囲と毛細血管描出コントラスト
上：OCTアンギオグラフィーの撮影範囲を示す．広くなるほど固視微動の影響が増える．
下：撮影範囲と傍中心窩毛細血管輪の描出コントラストを示す．

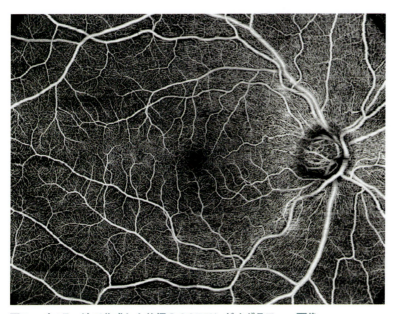

図5 パノラマ法で作成した後極のOCTアンギオグラフィー画像

謝辞

提示した画像はニデック社との共同研究におけるRS-3000 AdvanceのプロトタイプOCTアンギオグラフィーソフトウェアによる．研究の一部はa Grant-in-Aid for Scientific Research（15K10845）from the Japan Society for the Promotion of Science（JSPS）による．

文 献

1) Mahmud MS, et al. Review of speckle and phase variance optical coherence tomography to visualize microvascular networks. J Biomed Opt. 18, 2013, 50901.
2) Snodderly DM, et al. Retinal vasculature of the fovea of the squirrel monkey, Saimiri sciureus: three-dimensional architecture, visual screening, and relationships to the neuronal layers. J Comp Neurol. 297, 1990, 145-63.
3) Snodderly DM, et al. Neural-vascular relationships in central retina of macaque monkeys（Macaca fascicularis）. J Neurosci. 12, 1992, 1169-93.
4) Iwasaki M, et al. Relation between superficial capillaries and foveal structures in the human retina. Invest Ophthalmol Vis Sci. 27(12), 1986, 1698-705.
5) Ishibazawa A, et al. Optical coherence tomography angiography in diabetic retinopathy: a prospective pilot study. Am J Ophthalmol. 160, 2015, 35-44.e1.

2 各画角における私の使い方 ～複数機種使用の経験から～

石羽澤 明弘　Akihiro Ishibazawa
旭川医科大学 眼科学教室
〒078-8510　北海道旭川市緑が丘東2条1-1-1

はじめに

　光干渉断層血管撮影（OCT angiography；OCTA）が現行のOCT機器に初めて搭載されたのはわずか数年前のことであるが，その高い需要に後押しされて，各社OCTの上位機種すべてに導入が進んでいる．さらにOCTA技術は，この短期間に爆発的な進化を遂げてきている．2015年の時点では，固視不良や瞬目の影響で撮影が困難となることが問題視されたが，アイトラッキング機能がすべての機種に付加された今では，撮影の成功率が非常に高くなり，この問題はほぼ解決したと言ってよい．また画角については，当初は3×3mm，せいぜい6×6mm程度がOCTAで毛細血管を美しく観察できる限界画角であったが，現在では9×9mm，もしくは12×12mmまで，高解像度で広画角の画像を取得できるようになってきた．さらにパノラマ撮影を行えば，血管アーケードより周辺までも撮影可能であり，蛍光眼底造影検査の代用としての可能性をより高めたと言っても過言ではない．一方で，OCTAの強みは層別解析であり，これを生かす上では，狭画角のほうがより正しいセグメンテーションでの層間分離ができるため，狭画角の有用性が霞んだわけではない．

　いずれにしても，OCTA普及の根底にある大きなメリットは，「非侵襲的検査」であることであり，各画角を使い分けながら，受診ごとの撮影やスクリーニングとしての撮影などによって得られる情報を，いかに日々の眼科診療で生かすかが，今後重要となってくるであろう．本稿では，OCTA複数機種の使用経験から，それぞれの機種の特徴を生かした撮影，特に各画角での撮影と読影のポイントについてまとめていきたい．

3×3mm～6×6mmでの撮影（黄斑部を中心に）

　黄斑部3×3mmという撮影は，すべての機種で標準的に撮影できるOCTAの基本画角であり，数多くの研究成果が報告されている．実臨床において，この画角での撮影から得られる恩恵の最たるものは，脈絡膜新生血管（choroidal neovascularization；CNV）の描出であろう．特にType 2 CNVは網膜外層のスラブに鮮明に描出され，血管内皮増殖因子（vascular endothelial growth factor；VEGF）阻害薬投与前後のCNVの形態変化（退縮）を明瞭に観察することができる（図1）[1]．また，治療抵抗性の中心性漿液性網脈絡膜症においてOCTAを撮影してみると，CNVの存在が明らかとなることがあり[2]，pachychoroid neovas-

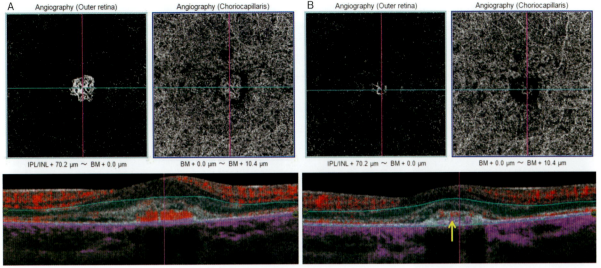

図1　3×3mm SS-OCTA（Triton，Topcon社）での近視性脈絡膜新生血管（mCNV）の治療効果判定
A：治療前．Outer retinaのスラブに明瞭なmCNVが描出されている．ChoriocapillarisのスラブではmCNVのprojectionが写り込んでいる．
B：抗VEGF療法2日後のOCTA．CNVは短期間で著明に退縮している．下段はflow signal（赤で表示）を重ねたOCT B-scan．CNVのflow signalは治療後明らかに減弱している（矢印）．

culopathyと診断がつくことで，抗VEGF療法に踏み切ることもできるだろう．しかし，すべてのCNVが検出可能というわけではないため，加齢黄斑変性やポリープ状脈絡血管腫などを疑う状況では，まず非侵襲のOCTAを撮影し，十分な病変の描出がない場合は，造影検査を考慮するといった診療も想定される．また，CNVの活動性は，形態的には判断がつきにくいため[3, 4]，OCT B-scanにて滲出変化があるかどうかが治療の判断基準となる点では，従来の診療とは変わらない．

一方，この画角の網膜表層，深層スラブにおいて，主に検討されているのは，中心窩無血管帯（foveal avascular zone；FAZ）や血管密度（Flow density）についてである．Optovue社のRTVue XR Avantiでは，内蔵の解析ソフトによって，FAZ面積を定量したり，Flow densityを視覚的に表示し，定量値として評価したりすることができる（図2）．特に最近では，深層FAZの拡大や深層の血管密度低下，つまり深層虚血に目が向けられるようになってきている．糖尿病網膜症や網膜静脈閉塞症における検討では，表層，深層の血管密度低下は視力低下と有意に相関し，特に表層よりも深層FAZの拡大は，視力低下とより強い相関を示したと報告されている[5, 6]．糖尿病黄斑浮腫においては，抗VEGF療法への反応不良眼で深層血管密度の低下が著明で，毛細血管瘤も多く存在し，FAZも有意に拡大していることが示されている[7]．このように黄斑部撮影における網膜のスラブは，特に深層毛細血管網の評価ができる点で有用であり，黄斑浮腫などによる視力予後を考える上で，造影検査や従来のOCT-B-scanのみでは得られなかった情報をわれわれに与えてくれる．

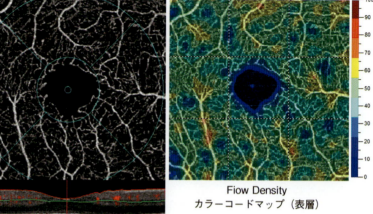

図2　黄斑部3×3mm OCTA（RTVue XR Avanti, Optovue社）の定量的解析

A：48歳男性．増殖糖尿病網膜症の右眼表層．多数の毛細血管瘤を認め，明瞭に描出される中心窩無血管帯（FAZ）を構成する血管輪は破綻し，FAZは不整形となっている．
B：上記表層のFAZ面積は，ビルトインされたソフトにて0.543mm^{2}と自動で算出される．
C：Avanti OCTAでは血管密度（Flow density）を表示可能である．カラーコードマップにより，non-flow area（寒色で表示）の判別が容易になり，ETDRSマップやGridマップで，領域のごとのFlow densityを定量化できる．

9×9mm〜12×12mmの広画角撮影

　OCTAが一般にリリースされた当初から，広い画角も撮影は可能であったが，画素数が300×300程度で固定されていたため，せいぜい大血管が写る程度の画像であり，造影検査の代用として無灌流領域（non-perfused area；NPA）や周辺部の新生血管を十分確認することはできなかった．しかし，最近特に開発が進むswept source（SS）OCTによるangiographyでは，100,000 A-scan/秒という高速スキャンの利点を生かし，撮影画素数を512×512まで引き上げることができている．わが国ではTopcon社のDRI OCT TritonとCarl Zeiss Meditec社のPlex Elite 9000が入手可能なSS OCTである．撮影時間や解析時間に若干の延長はあるものの，これらの機種では9×9mmや12×12mmといった広画角での撮影でも，毛細血管レベルまで十分評価が可能な画像を得ることができる．特に網膜血管疾患においては，黄斑から視神経乳頭付近，血管アーケード外までの網膜の灌流状態を一度に確認することができるため，スクリーニング検査として極めて有用である．例えば糖尿病網膜症では，FAZの状態のみならず，視神経乳頭上の新生血管（neovascularization at disc；NVD），アーケード近傍のNPAや網膜内細

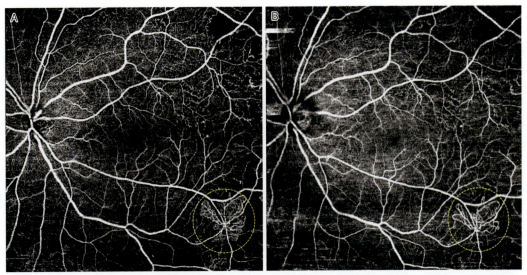

図3 増殖糖尿病網膜症に対する汎網膜光凝固（PRP）前後の12×12 mm SS-OCTA（Triton, Topcon社）
A：47歳女性．PRP開始前の増殖糖尿病網膜症眼．黄丸で囲んだ部位に新生血管（NVE）を認め，微細な異常血管が密に生い茂っている．
B：PRP開始後3カ月の同一眼．黄丸で囲まれた部位にNVEは依然として存在するが，NVE内部の微細な異常血管は退縮し，比較的太い剪定された血管が残っている．

小血管異常，新生血管（neovascularization elsewhere；NVE）を1回のスキャンで非侵襲的に評価できるため，重症度判定の一助となる（図3）．さらにNVDやNVEにおいては，そこに微細な異常血管が密に増殖した領域（exuberant vascular proliferation；EVP）がOCTAで確認された場合，そのEVP部位が造影検査における著明な蛍光漏出部位に対応することをわれわれは報告している[8]．つまりEVP部位の存在は，活動性が高いサインであると言える．SS-OCTAの広角OCTA画像は，新生血管の形態的検討も可能な画質であり（図3），増殖糖尿病網膜症の疾患活動性を評価することが，OCTA単独でもある程度は可能になると考えられる．

パノラマ撮影の有用性

12×12mmを一度に撮影できるのは大変魅力的ではあるが，網膜血管疾患において，周辺部の網膜灌流状態を把握するという点では，やはり造影検査には及ばない．さらにできる限り周辺部までの詳細な撮影を行いたい場合は，固視位置，スキャン部位をずらして複数枚撮影するパノラマOCTAが有効である．図4に示す一例は，網膜静脈分枝閉塞症に伴う黄斑浮腫として抗VEGF療法を数回施行された患者のパノラマOCTAである．本症例は糖尿病網膜症も合併していることが受診当初より確認されていたが，単純網膜症程度であるという認識であった．確かにパノラマOCTAでは閉塞領域を広く認め，側副血行路の存在も明らかであるが，網膜全体に比較的小さなNPAが多発しており，糖尿病網膜症としての微小血管閉塞も存在する．またFAZ近傍には毛細血管瘤も散見されている．本患者においては，糖尿病黄斑浮腫としての病態の関与もあると考えられ，血糖

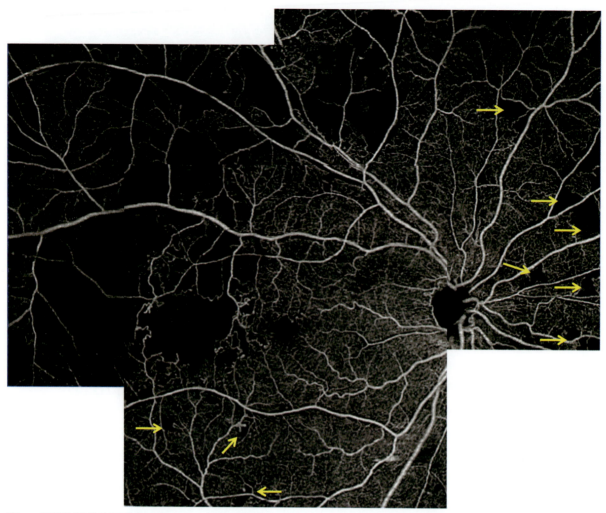

図4　網膜静脈分枝閉塞症（BRVO）＋糖尿病網膜症（DR）のパノラマSS-OCTA（9×9mmの3枚を合成，Plex Elite 9000，Carl Zeiss Meditec社）
BRVOによる黄斑浮腫として抗VEGF療法が行われており，DRは単純網膜症程度との認識がなされていた．耳側に閉塞領域を広く認め，側副血行路の存在も明らかであるが，網膜全体にNPAが多発していることがわかり（矢印），糖尿病網膜症としての微小血管閉塞も病態に関与しているとも考えられた．

コントロールなど全身状態への気配りや網膜光凝固を含めた加療の検討も必要と考えられる．このような情報を非侵襲的に短時間で得られるパノラマOCTAは大変有用である．

おわりに

OCTAは日々進化を続けており，狭画角での詳細な層別解析から，広画角での造影検査の代用に至るまで，その用途の裾野はますます広がりつつある．OCTAの普及がこれまでの眼科診療のスタイルを変えていく可能性は高く，これからの眼科医にはOCTのみならず，OCTAを使いこなす技術も求められていくことだろう．

文 献

1) Huang D, et al. Optical Coherence Tomography Angiography of Time Course of Choroidal Neovascularization in Response to Anti-Angiogenic Treatment. Retina. 35, 2015, 2260-4.
2) Quaranta-El Maftouhi M, et al. Chronic central serous chorioretinopathy imaged by optical coherence tomographic angiography. Am J Ophthalmol. 160, 2015, 581-7, e581.
3) Kuehlewein L, et al. Optical Coherence Tomography Angiography of Type 1 Neovascularization in Age-Related Macular Degeneration. Am J Ophthalmol. 160, 2015, 739-48, e732.
4) Liang MC, et al. Correlation of Spectral Domain Optical Coherence Tomography Angiography and Clinical Activity in Neovascular Age-Related Macular Degeneration. Retina. 36, 2016, 2265-73.
5) Balaratnasingam C, et al. Visual Acuity Is Correlated with the Area of the Foveal Avascular Zone in Diabetic Retinopathy and Retinal Vein Occlusion. Ophthalmology. 123, 2016, 2352-67.
6) Samara WA, et al. Quantification of Diabetic Macular Ischemia Using Optical Coherence Tomography Angiography and Its Relationship with Visual Acuity. Ophthalmology. 124, 2017, 235-44.
7) Lee J, Moon BG, et al. Optical Coherence Tomography Angiography of DME and Its Association with Anti-VEGF Treatment Response. Ophthalmology. 123, 2016, 2368-75.
8) Ishibazawa A, et al. Characteristics of Retinal Neovascularization in Proliferative Diabetic Retinopathy Imaged by Optical Coherence Tomography Angiography. Invest Ophthalmol Vis Sci. 57, 2016, 6247-55.

2章 OCTA ②疾患別 撮影・読影ポイント

1 網膜静脈閉塞症

坪井 孝太郎　Kotaro Tsuboi
愛知医科大学 眼科学講座
〒480-1195　愛知県長久手市岩作雁又1-1

はじめに

　網膜静脈閉塞症（RVO）は，糖尿病網膜症に次いで多い網膜血管疾患であり，循環障害により網膜出血，黄斑浮腫，網膜細胞死を引き起こし，重篤な視力障害を来す．網膜血流を評価する方法として，フルオレセイン蛍光眼底造影（FA）は，RVOの診断，治療方針の決定に有用な検査であり，これまでのゴールドスタンダードであった．しかし，造影剤を使用するため，副作用の危険性がある侵襲的な検査であり，頻回に検査を行うことは難しかった．

　光干渉断層計（OCT）をベースとして開発されたOCT angiography（OCTA）は，OCTにより得られる信号から"動く部分（＝血球）"を"静止した部分（＝網膜視細胞，神経線維など）"から抽出することにより，非侵襲的に網膜血管を描出することを可能としている．またFAとは異なり，OCT信号は3次元の情報を持っているので，網膜層別に網膜血流を解析することが可能となった．非侵襲的に網膜血流を評価できるということは，RVO診断，治療に大きな意味を持っているとわれわれは考えている．本稿では，RVOの診断におけるOCTAの使い方を紹介していく．

OCTAの機種比較と撮影設定

　はじめに，OCTAの機種による違いと当院における撮影設定を紹介する．当院ではRTVue XR Avanti™（Optovue社製）とCirrus HD-OCT 5000®（Carl Zeiss Meditec社製）を使用している．両機種にはさまざまな違いがあり，得られる画像の解像度も異なってくる（表）．両機種の撮影範囲による解像度の違いから，愛知医科大学では後極部の詳細な観察を行う際には，Optovue社の3mm×3mm撮影を使用し，アーケード血管内全体の観察や動静脈交差部の観察を行う際には，Zeiss社の6mm×6mm撮影を使用している．

　また両機種とも画像解析を行う機能が内蔵されており，中心窩無血管域（FAZ）面積や血管密度を定量的に評価することが可能である．当院で行ったこれら2機種の比較検討では，FAZ面積は2機種間で相関を認めたものの，血管密度は大きく異なっていた[1]．既報でもFAZ面積に関しては，機種間で一定の相関を認めているが，血管密度は機種により大きな差があることが報告されており[2]，異なった機種により測定されたデータ（特に血管密度）の比較を行う際には十分な注意が必要である．

　OCTAは非侵襲の検査であるので，来院ごとの検査が可能であるが，網膜内出血を伴う発症初

表…OCTA2機種について

	Avanti	Cirrus
光源（中心波長）	840nm	840nm
スキャンスピード	70,000A-scan/秒	68,000A-scan/秒
解像度（3×3mm）	304×304	245×245
解像度（6×6mm）	304×304	350×350
重ね合わせ回数	2	1
Eye tracking	あり	あり
scan algorithm	SSADA	OMAG

SSADA；split-spectrum amplitude-decorrelation algorithm
OMAG；optical coherence microangiography

期や黄斑浮腫を伴う症例では，アーチファクトの存在に注意が必要である．また視力不良例においても，固視不良により十分な信号強度の画像を得ることが難しい症例もあることに留意する必要がある．

FAとOCTAの比較

　FA検査にて観察される無灌流領域（NPA），毛細血管拡張，側副血管，毛細血管瘤（MA）といった所見は，OCTAにおいても確認することができる．鈴木らはOCTAとFAを比較し，OCTAのほうがより多くの異常血管を検出することができたと報告している[3]．その他の報告でも，FA検査と比較してOCTAのほうが，異常血管，中心窩無血管域（FAZ）の検出に優れているという報告が散見され，その理由として，OCTAでは造影剤漏出の影響がないため，FAでは不明瞭になりがちな，透過性の亢進した異常血管の輪郭が明瞭であることが挙げられている．このようにOCTAはFA検査と比較して，異常血管の検出に十分もしくは，より優れた性能を発揮すると言

える．一方で，周辺部のNPA，造影剤の流入遅延，蛍光漏出などはOCTAで測定することはできない．

RVO症例におけるOCTAの使い方

　日常診療において，RVO症例は虚血の程度と黄斑浮腫の有無が治療上重要な指標となってくる．虚血の程度を測定する方法として，NPAの面積や，網膜内循環時間の測定があるが，両者ともOCTAが苦手とする分野であり，FA検査を欠かすことができない．一方で黄斑浮腫に関与していると考えられるMAの有無，側副血行路，黄斑周囲のNPAに関しては，OCTAは検出率が高く，有用であると考えられる．OCTAの使用方法を網膜静脈分枝閉塞症（BRVO）と網膜中心静脈閉塞症（CRVO）に分けて紹介していく．

1）BRVOでの使い方

　BRVO症例は初診時の視力，年齢が最終視力と相関することが報告されており，また視力低下の原因は黄斑浮腫，黄斑虚血，硝子体出血が挙げられている．抗VEGF薬の登場により，黄斑浮腫

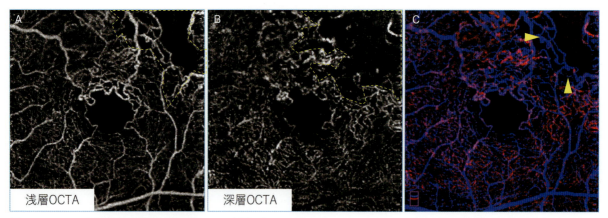

図1　BRVOに伴う黄斑浮腫遷延症例のOCTA画像（Avanti）
A：浅層のOCTA画像．耳上側領域（点線内）に無灌流領域を認める．
B：深層のOCTA画像．耳上側領域（点線内）に無灌流領域を認めるが，その範囲は浅層よりも広がっている．
C：浅層を青，深層を赤に色付けし，合成した画像．右上領域に青い浅層血管が目立っており，毛細血管脱落の差として捉えることができる．

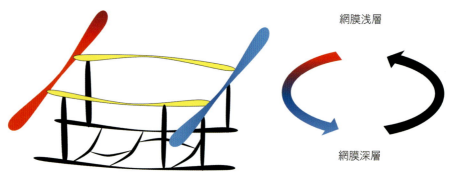

図2　BRVOに伴う黄斑浮腫遷延の機序
黄斑浮腫遷延症例における網膜循環の模式図．浅層毛細血管は残っているが，深層毛細血管が広範囲に脱落すると，網膜内からの排水を行うことができないため，浮腫が遷延すると考えられる．

の治療成績は向上したが，浮腫が遷延する症例では硝子体注射の繰り返しが問題となっている．当施設では，OCTAを用いて網膜の層別解析を行い，浅層と深層の毛細血管脱落の差が黄斑浮腫遷延に関係していることを報告した（図1，2）[4]．深層のみ毛細血管脱落している症例では，発症後1年を経過しても2～3カ月ごとの抗VEGF薬治療が必要な場合がある．一方で浅層，深層ともに毛細血管の障害が軽度の症例や浅層，深層ともに毛細血管が脱落している症例では，浮腫の遷延は認めない場合が多い．OCTAを用いた網膜血流の層別解析を行うことで，黄斑浮腫遷延の予後予測になると考えている．また深層毛細血管脱落と視力に関する報告もされており[5,6]，BRVO症例では深層の毛細血管観察が重要であると考えられる．またわれわれは黄斑浮腫遷延症例に認めるMAに対し，直接網膜光凝固術が有効と考え，治療を行っている[7]．これまでは術前のFAに基づいてMA評価を行っていたが，OCTAは非侵襲的に行うことができるため，治療前後のMA評価を経時的に行うことが可能となり，治療の最適化に役立つと考えている（図3，4）．

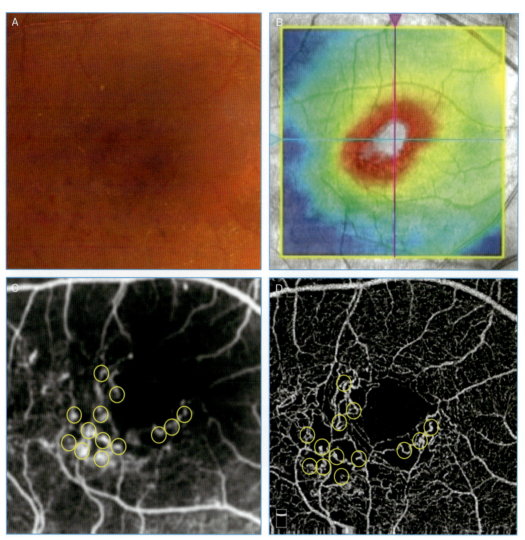

図3　59歳，女性，黄斑浮腫遷延症例
A：後極部拡大の眼底写真．
B：OCT MAP画像．黄斑浮腫を認める．
C：FA画像（30秒）．丸で囲んだ部分に毛細血管瘤を認めている．
D：浅層のOCTA画像（Avanti）．丸で囲んだ部分にFA同様の毛細血管瘤を認めている．

　このように黄斑浮腫遷延症例やMA評価などOCTAは有用な検査であるが，発症早期の症例に用いる場合には注意が必要である．具体的には網膜出血や軟性白斑が存在する部位では，血流がないように映し出されることや，浮腫を伴う症例においては，浮腫によるセグメンテーションエラーや信号の減弱などを考慮する必要がある．そのような症例では出力された結果のみを見るのではなく，B-scan画像や眼底写真と比較し，アーチファクトの有無について検討する必要がある．

2）CRVOでの使い方

　CRVOでは発症時に広汎な無灌流領域が認められない症例においても，約8〜34％は経過中に虚血型に移行すると報告されている[8, 9]．そのため，初診時の造影検査にて虚血型CRVOと診断した症例のみならず，非虚血型の症例においても，綿

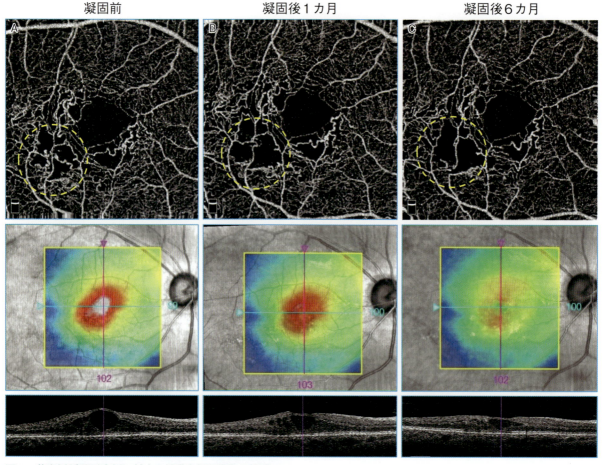

図4　黄斑浮腫遷延症例に対する網膜光凝固術後の経過
A：OCTA画像（Avanti）にて丸で囲んだ部分に毛細血管瘤を認めている．OCT画像にて黄斑浮腫を認める．
B：治療後1カ月．OCTA画像にて毛細血管瘤，蛇行した異常血管の消失が見られる．OCT画像では黄斑浮腫の改善が見られる．
C：治療後2カ月．OCTA画像にて丸で囲んだ部分の毛細血管がさらに減少している．OCT画像にて黄斑浮腫の改善を認める．

密な経過観察が必要となる．これまでは虚血型の定義である無灌流領域（10乳頭面積以上）は造影検査を行わなければ判定することができなかったが，FAは侵襲的であることおよび，副作用の危険性があるため頻回の反復検査は行えなかった．それに対し，OCTAでは無灌流領域の測定を非侵襲的に行うことが可能となり，受診ごとの検査を行うことにより，非虚血型から虚血型へ移行する経過を追うことが可能となった．OCTAを用いて，非虚血型から虚血型への移行を観察できたCRVOの症例を提示する．81歳女性，左眼のCRVOにて紹介受診，初診時LV＝（0.7），FA，

OCTAともに明らかな無灌流領域は認められなかった（図5）．黄斑浮腫を伴っていたため，抗VEGF薬による加療を行った．OCTAの経時変化を見ていくと，初診時には認められなかった無灌流領域が経過とともに拡大しているのが認められる（図6）．このため再度FAを行い，虚血型への移行と判断し，汎網膜光凝固術の方針となった．本症例では，眼底検査での急激な増悪は認めなかったが，OCTAにて，NPAの増加を確認することができた．撮影範囲の制限はあるものの，非侵襲的検査であるOCTAを用いることでNPAの拡大を早期に捉えることが可能となり，非虚血型か

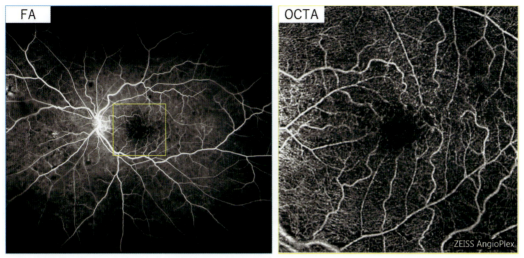

図5 非虚血型CRVOのFAとOCTA画像（Cirrus）
非虚血型CRVOのFA（30秒）とOCTA画像．FA，OCTAともに明らかなNPAは認められない．

ら虚血型へ移行する症例の経過観察に有用であると考えられた．

まとめ

OCTAは，これまで造影検査を行わなければ判定することができなかった所見を，非侵襲的に得られることができる点で有用なツールである．またRVO症例では深層毛細血管は浅層毛細血管に先行して障害されることが動物実験で報告されており[10]，深層毛細血管観察が重要であると考えられる．層別解析はOCTAの利点の一つであり，今後さらなる知見が報告されることが期待される．一方で，OCTAはさまざまなアーチファクトや，機能的な制約があることに留意しなければ，誤った解釈をする危険がある．いまだ発展途上ではあるが，その可能性は大きいと思われ，今後のさらなる改良により，日常臨床に普及することを期待したい．

文 献

1) 坪井孝太郎．"正常網膜血流評価：異なるOCT Angiography機種の比較"．第70回日本臨床眼科学会 抄録集．第70回日本臨床眼科学会 運営事務局．京都，2016年11月3日〜6日，日本眼科学会，2016年，p.136．
2) Abreu-Gonzalez R, et al. Macular Vascular Flow Area and Vascular Density in Healthy Population Using Optical Coherence Tomography Angiography. Invest Ophthalmol Vis Sci. 2016, 57（15），6713-1. doi：10.1167/iovs.16-20359.
3) Suzuki N, et al. Microvascular Abnormalities on Optical Coherence Tomography Angiography in Macular Edema Associated With Branch Retinal Vein Occlusion. AJOPHT. 161（C），2016，126-32.e1. doi：10.1016/j.ajo.2015.09.038.
4) Tsuboi K, et al. Gap in Capillary Perfusion on Optical Coherence Tomography Angiography Associated With Persistent Macular Edema in Branch Retinal Vein Occlusion. Invest Ophthalmol Vis Sci. 58（4），2017，2038-2043. doi：10.1167/iovs.17-21447.
5) Kadomoto S, et al. EVALUATION OF MACULAR ISCHEMIA IN EYES WITH BRANCH RETINAL VEIN OCCLUSION：An Optical Coherence Tomography Angiography Study. Retina. 2017；Publish Ahead of Print：1. doi：10.1097/IAE.0000000000001541.
6) Wakabayashi T, et al. Retinal Microvasculature and Visual Acuity in Eyes With Branch Retinal Vein Occlusion：Imaging Analysis by Optical Coherence Tomography Angiography. Invest Ophthalmol Vis Sci. 58（4），2017，2087-2088. doi：10.1167/iovs.16-21208.
7) Sakimoto S, et al. Direct photocoagulation to leakage

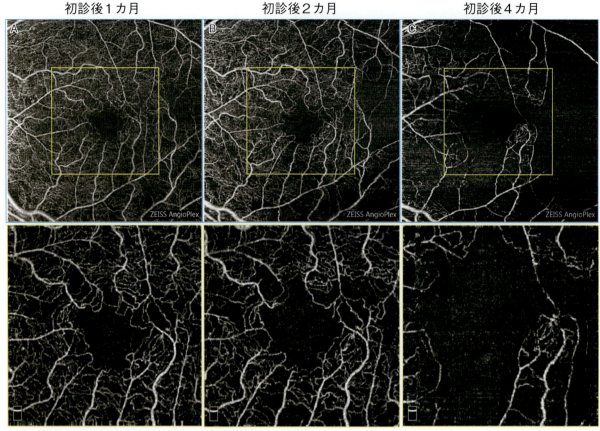

図6　非虚血型から虚血型CRVOへの経時的変化
上段：6mm×6mmのOCTA画像（Cirrus）．耳側よりNPAの拡大を認める．
下段：3mm×3mmのOCTA画像（Avanti）．初期よりFAZ周辺にNPAを認めており，経過とともに拡大している．

points to treat chronic macular edema associated with branch retinal vein occlusion：a pilot study. OPTH. October 2014, 2055-6. doi：10.2147/OPTH.S66878.

8) Clarkson JG. Central Vein Occlusion Study：photographic protocol and early natural history. Trans Am Ophthalmol Soc. 92, 1994, 203-13-discussion213-5.

9) Hayreh SS, et al. Natural History of Visual Outcome in Central Retinal Vein Occlusion. Ophthalmology. 118 (1), 2011, 119-33.e2. doi：10.1016/j.ophtha.2010.04.019.

10) Paques M, et al. Structural and Hemodynamic Analysis of the Mouse Retinal Microcirculation. Invest Ophthalmol Vis Sci. 44 (11), 2003, 4960-8. doi：10.1167/iovs.02-0738.

2章 OCTA ②疾患別 撮影・読影ポイント

2 黄斑部毛細血管拡張症／中心性漿液性脈絡網膜症

長谷川 泰司　Taiji Hasegawa
東京女子医科大学 眼科学講座
〒162-8666　東京都新宿区河田町8-1

はじめに

　フルオレセイン蛍光眼底造影（FA）やインドシアニングリーン蛍光眼底造影（IA）は網膜・脈絡膜循環を評価するのに必須の検査法であるが，造影剤によるアレルギー反応や静脈投与という侵襲性と時間的負担の問題があり，頻回に検査を行うことは難しかった．近年登場したOCT angiographyでは，非侵襲的に繰り返し撮影を行うことができるというメリットに加え，FAやIAよりも微細な血管構造まで描出が可能であるため，その重要性はさらに増していくと思われる．
　そこで本稿では黄斑部毛細血管拡張症（Macular telangiectasia；MacTel）および中心性漿液性脈絡網膜症（Central serous chorioretinopathy；CSC）におけるOCT angiography所見の特徴や鑑別診断の際に注意すべき点について述べていきたい．なお，本稿でのOCT angiographyはOptovue社のRTVueXR Avanti™で取得した画像を用いている．

黄斑部毛細血管拡張症

　MacTelは特発性に黄斑部網膜の毛細血管拡張を呈する症候群の総称でありtype 1とtype 2がある[1]．しかし，それぞれの病態生理は異なっており同じ毛細血管拡張症というカテゴリーとしてまとめられているものの，異なる疾患であるということに注意する必要がある．

MacTel type 1

　男性に多く片眼性で，中心窩耳側の毛細血管拡張による滲出性病変を特徴とする．本邦で頻度が高く，欧米では少ないとされている[2]．眼底に毛細血管拡張，毛細血管瘤，囊胞様黄斑浮腫，輪状硬性白斑を認め，FAでは主に中心窩耳側に蛍光漏出を認める（図1）．この疾患の本態は，傍中心窩に限局する先天的な毛細血管異常であり，毛細血管瘤に対する直接網膜光凝固が基本である．抗VEGF薬の効果は定まった見解が得られていない．鑑別としては糖尿病網膜症，陳旧性網膜静脈分枝閉塞症，放射線網膜症が挙げられる．

OCT angiographyのポイント

　網膜出血が吸収された陳旧性網膜静脈分枝閉塞症（old BRVO）との鑑別が特に重要となる．MacTel type 1, old BRVOともに黄斑浮腫の原因疾患であり，毛細血管瘤や毛細血管拡張がみられるが，MacTel type 1の血管変化は特定の静脈の灌流領域のみではなく，耳側縫線をまたいで上下に分布するなどの特徴がある（図1，2）．

MacTel type 2

　疾患頻度に性差はなく，ほぼ全例で両眼性である．本邦には少なく，欧米で頻度が高い[2]．病初

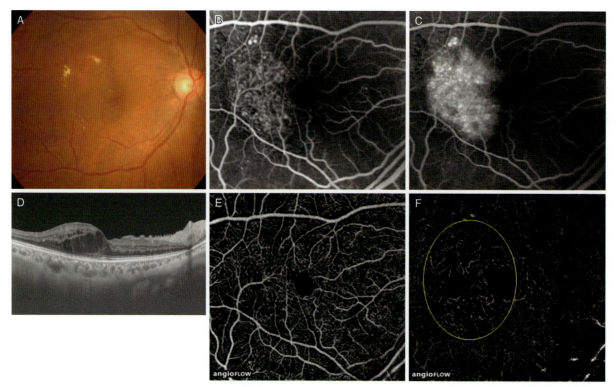

図1 MacTel type 1の眼底所見
A：カラー眼底写真．中心窩耳側に輪状硬性白斑と黄斑浮腫がみられる．
B, C：FA．中心窩耳側に多数の毛細血管拡張と毛細血管瘤がみられる．FA後期では同部位から旺盛な蛍光漏出がみられる．
D：OCT水平断．中心窩の耳側に囊胞様黄斑浮腫がみられる．
E, F：OCT angiography．中心窩耳側の毛細血管の拡張所見は浅層（E）に比べ深層毛細血管網（F）で著明である（楕円）．血管拡張は耳側縫線をまたいで上下に分布している．

期には検眼鏡的にはほとんど所見を認めないことも多いが，進行とともに網膜の透明性低下やクリスタリン様沈着物や色素沈着，屈曲した網膜血管（right-angle venule）などがみられる．FAでは中心窩周囲の毛細血管拡張および同部位からの淡い蛍光漏出がみられる．病期の進行とともに拡張した毛細血管網は網膜外層方向に侵入し（図3, 4），最終的には網膜下で新生血管を形成する．Müller細胞の変性が病態に関与しており，毛細血管拡張は二次的な変化であると考えられている[3]．中心窩の変性・萎縮を主病像としており，OCTでは網膜肥厚はなく，前壁に内境界膜を持つinner lamellar cystと呼ばれる囊胞様変性所見がみられる．現時点では有効な治療は存在しない．

OCT angiographyのポイント

正常眼では網膜外層には血管像は撮影されないが，MacTel type 2で病期が進行すると網膜血管が網膜外層に侵入し，網膜外層にも網膜血管像が描出されるようになる（図4）．さらに進行すると網膜下新生血管が出現するようになり，病期の判定に役立つ．また網膜浅層から深層にかけて屈曲したright-angle venuleを確認できる場合もある．

中心性漿液性脈絡網膜症

CSCは黄斑部に漿液性網膜剥離を来す疾患で

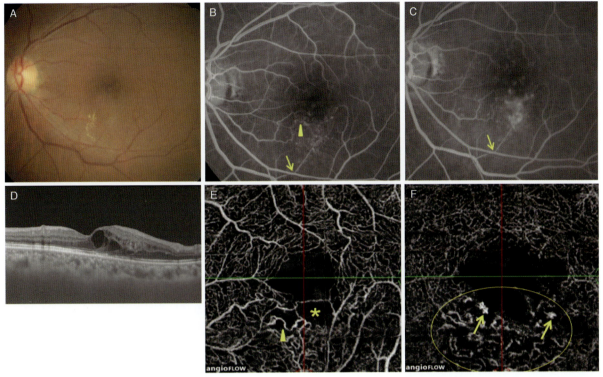

図2　陳旧性網膜静脈分枝閉塞症の眼底所見
A：カラー眼底写真．中心窩下方に硬性白斑がみられる．
B, C：FA．下方の黄斑枝に網膜動静脈交叉現象（矢印）がみられ，同静脈の領域に毛細血管拡張や毛細血管瘤，側副血行路（矢頭）がみられる．FA後期では同部位から蛍光漏出がみられる．
D：OCT垂直断．中心窩から下方にかけて囊胞様黄斑浮腫がみられる．
E, F：OCT angiography．浅層毛細血管網（E）では中心窩無血管領域の拡張があり，中心窩下方の毛細血管は一部脱落（★）している．FAでの側副血行路（矢頭）が明瞭に描出されている．深層毛細血管網（F）で毛細血管拡張（楕円）や毛細血管瘤（矢印）が目立つ．

あり，視力低下や中心比較暗点や小視症などの原因となる．発症の原因としてはさまざまなストレスやA型気質，ステロイド使用などが挙げられるが，完全には解明されていない．FAでは早期に1カ所または複数カ所からの点状過蛍光，後期にかけて円形増大や吹き上げ型の蛍光漏出がみられる（図5）．IAでは脈絡膜充盈遅延，脈絡膜静脈の拡張，脈絡膜血管透過性亢進を示す過蛍光などの脈絡膜レベルでの異常所見を呈する．それらの所見から脈絡膜が病態の首座であり，それに起因して網膜色素上皮（RPE）障害，つまり外側血液網膜関門の破綻が起こり，網膜下腔に漿液性網膜剝離が形成されると考えられている．OCTでは拡張した脈絡膜血管がみられ，脈絡膜厚が厚くなっている所見がみられる．漿液性網膜剝離は数カ月で自然消退することが多いが，自然消退しない場合にはFAでの蛍光漏出部に網膜光凝固を行うことが一般的である．漏出点が中心窩にある場合や漏出点が多数あって同定が困難な場合には，保険適応外であるが光線力学的療法が有効であると報告されている．

OCT angiographyのポイント

CSCとAMDの間には脈絡膜透過性亢進や脈絡膜肥厚などの共通の背景病態を持つ症例が存在することが知られており，実際の臨床の現場でもCSCとAMDの鑑別が非常に難しい症例にしばし

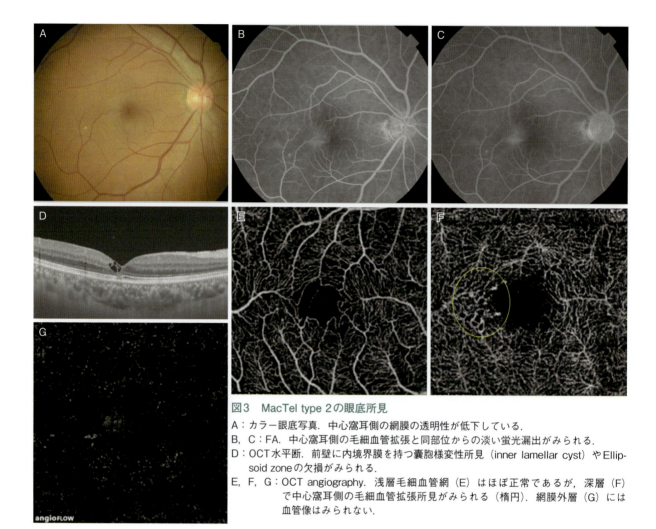

図3　MacTel type 2の眼底所見
A：カラー眼底写真．中心窩耳側の網膜の透明性が低下している．
B，C：FA．中心窩耳側の毛細血管拡張と同部位からの淡い蛍光漏出がみられる．
D：OCT水平断．前壁に内境界膜を持つ囊胞様変性所見（inner lamellar cyst）やEllipsoid zoneの欠損がみられる．
E，F，G：OCT angiography．浅層毛細血管網（E）はほぼ正常であるが，深層（F）で中心窩耳側の毛細血管拡張所見がみられる（楕円）．網膜外層（G）には血管像はみられない．

ば遭遇する（図6）．そのような症例の診断には微細な血管構造も描出できるOCT angiographyが役立つ可能性が高いと期待される．最近では慢性CSC症例10例12眼において，OCT angiographyを用いるとIAで描出できないCNVを7眼（58％）で検出できたと報告されている[4]．近年，後述する"Pachychoroid"という新しい概念が提唱され，CSC・AMD・PCVの疾患概念の再定義が試みられているが，これらの疾患に関するOCT angiographyの役割はますます重要になると考えられる．

最近の概念：Pachychoroid

"Pachychoroid"とは近年提唱され始めた新しい概念であり，"厚い"という意味の接頭語であるpachyに由来する．CSCの特徴的所見である脈絡膜肥厚や脈絡膜血管透過性亢進所見を背景に持つものの，網膜下液などのCSCの既往がない網膜色素上皮異常はpachychoroid pigment epitheliopathyと呼ばれ[5]，pachychoroid pigment epitheliopathyやCSCから続発した脈絡膜新生血管（CNV）をpachychoroid neovasculopathyと命名された[6]．すなわち，ドルーゼンなどの加齢性変

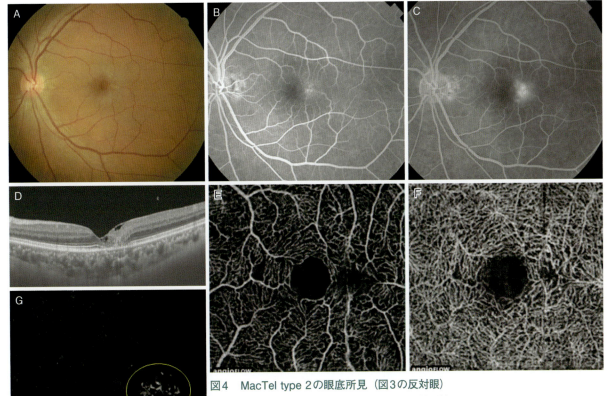

図4　MacTel type 2の眼底所見（図3の反対眼）
A：カラー眼底写真．中心窩耳側の網膜の透明性が低下している．
B，C：FA．中心窩耳側の毛細血管拡張と同部位からの蛍光漏出がみられる．
D：OCT水平断．嚢胞様変性所見（inner lamellar cyst）とEllipsoid zoneの幅広い欠損がみられる．
E，F，G：OCT angiography．浅層（E）および深層毛細血管網（F）では毛細血管拡張所見があまり目立たないが，通常vascular flowがみられない網膜外層（G）に血管像がみられる．

化を基盤として発症するという従来の滲出型AMDとは異なり，pachychoroid neovasculopathyでは局所の脈絡膜肥厚や脈絡膜血管拡張がCNV発生に重要な役割を演じていると考えられており，今後CSC・AMD・PCVの疾患概念が再定義されていく可能性がある．

文　献

1) Yannuzzi LA, et al. Idiopathic macular telangiectasia. Arch Ophthalmol. 124 (4), 2006, 450-60.
2) Maruko I, et al. Demographic features of idiopathic macular telangiectasia in Japanese patients. Jpn J Ophthalmol. 56 (2), 2012, 152-8.
3) Powner MB, et al. Perifoveal müller cell depletion in a case of macular telangiectasia type 2. Ophthalmology. 117 (12), 2010, 2407-16.
4) Quaranta-El Maftouhi M, et al. Chronic central serous chorioretinopathy imaged by optical coherence tomographic angiography. Am J Ophthalmol. 160 (3), 2015, 581-7.
5) Warrow DJ, et al. Pachychoroid pigment epitheliopathy. Retina. 33 (8), 2013, 1659-72.
6) Pang CE, et al. Pachychoroid neovasculopathy. Retina. 35 (1), 2015, 1-9.

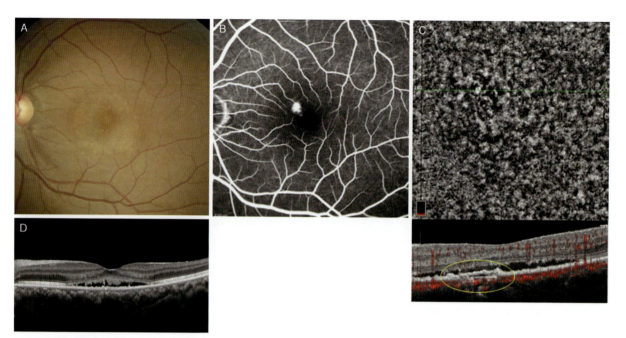

図5 CSCの眼底所見
A：カラー眼底写真．黄斑部に漿液性網膜剥離がみられる．
B：FA．中心窩上鼻側から旺盛な蛍光漏出がみられる．
C：OCT angiography．脈絡膜血管層には血管像はみられない．FAでの蛍光漏出部位のOCT B-scanでは扁平なRPE隆起があるが，同部位にはvascular flowはみられない（楕円）．
D：OCT水平断．黄斑部に視細胞外節の延長を伴った漿液性網膜剥離がみられる．

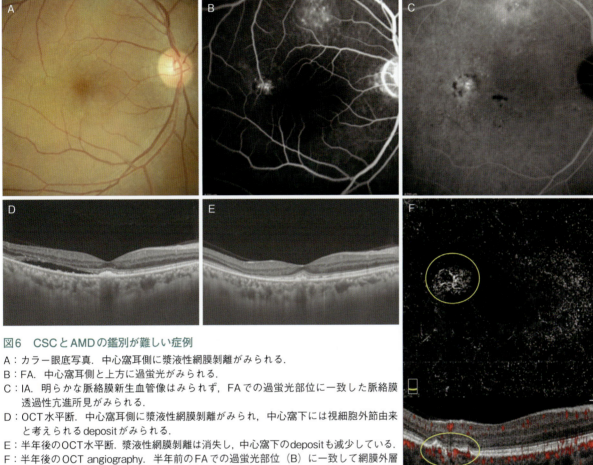

図6　CSCとAMDの鑑別が難しい症例

A：カラー眼底写真．中心窩耳側に漿液性網膜剥離がみられる．
B：FA．中心窩耳側と上方に過蛍光がみられる．
C：IA．明らかな脈絡膜新生血管像はみられず，FAでの過蛍光部位に一致した脈絡膜透過性亢進所見がみられる．
D：OCT水平断．中心窩耳側に漿液性網膜剥離がみられ，中心窩下には視細胞外節由来と考えられるdepositがみられる．
E：半年後のOCT水平断．漿液性網膜剥離は消失し，中心窩下のdepositも減少している．
F：半年後のOCT angiography．半年前のFAでの過蛍光部位（B）に一致して網膜外層に血管像がみられる（楕円）．B-scanでは扁平なRPE隆起内部にvascular flowがみられる（楕円）．

初診時のFA，IAでは明らかなCNVがみられなかったため，chronic CSCと診断したが，半年後のOCT angiographyではCNVが確認された．OCT angiographyでは小さなCNVも明瞭に描出できるため，CSCとAMDの鑑別が難しい場合には非常に役立つ．

2章 OCTA ②疾患別 撮影・読影ポイント

3 増殖糖尿病網膜症

伊藤逸毅　Yasuki Ito
名古屋大学大学院医学系研究科 眼科学
〒466-8550　愛知県名古屋市昭和区鶴舞町65

はじめに

　光干渉断層計（OCT）angiographyはOCTを用いて網膜の血流を検出する検査である．非侵襲的な数秒しかかからない簡単な検査である一方，フルオレセイン蛍光眼底造影（FA）ではわからない極めて微細な所見を得ることができることから，今後は多くの網膜疾患で標準検査になることが見込まれる．本稿では，増殖糖尿病網膜症（PDR）におけるOCT angiographyの使い方について概説する．

PDRの病態とFA

　PDRの特徴は網膜新生血管の存在である．網膜新生血管は網膜虚血によって誘導されて網膜表面（neovascularization elsewhere；NVE）あるいは視神経乳頭から発生し（neovascularization on the disc；NVD），硝子体腔に伸展していく．この網膜新生血管の検出は，汎網膜光凝固の適応など糖尿病網膜症の治療方針の決定のためには非常に重要である．これまではその検出には主にFAが用いられてきている．FAでは網膜新生血管からは旺盛な蛍光漏出がみられるため，網膜新生血管の検出は非常に容易である．一方，FAは静脈確保が必要であり，またアナフィラキシーショックのリスクもあり，全身状態の悪い状態では検査できない，など，侵襲的な検査であることが最大のデメリットである．また，FAは過蛍光があってもどの層でそれが起きているのかわからない，という原理的なデメリットもある．

OCT angiographyと網膜新生血管

　OCT angiographyはOCTによる断層像撮影のみで血流そのものを検出する検査である．現在はゆっくりとした網膜新生血管からの血漿成分の漏出は検出できないが，非常に高解像度であり，細い網膜新生血管の検出も可能である（図）[1～3]．

　OCT angiographyでは，網膜の血流情報は3次元的に取得される．この情報を層別に解析を行うことにより網膜新生血管を検出する．つまり，網膜新生血管は網膜表面あるいは視神経乳頭表面から硝子体腔に伸びた血管であることから，硝子体腔の領域，すなわちVRI（vitreoretinal interface）の血流情報を描出すれば網膜新生血管が検出できるわけである．

　一方，硝子体腔の血流情報のみを抽出するのに重要なポイントがセグメンテーションである．セ

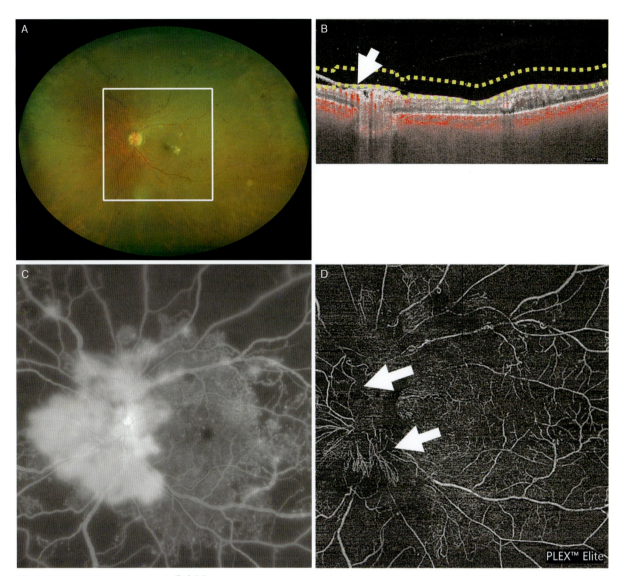

図 PDRのOCT angiographyの代表例

48歳男性，左眼視力矯正（1.0）．
A：オプトス広角眼底画像．白い四角は12×12mmのOCT angiographyの撮影範囲．1枚の撮影でかなりの範囲をカバーできていることがわかる．
B：OCT断層像．黄色線がセグメンテーション．矢印の新生血管を含む増殖膜と内境界膜との間にセグメンテーションがきているかどうか確認する．もしセグメンテーションが増殖膜よりも上方にあれば，セグメンテーションを修正するとよい．
C：フルオレセイン蛍光眼底造影．網膜新生血管からの旺盛な蛍光漏出が観察される．
D：Swept-source OCT（PLEX Elite 9000, Carl Zeiss Meditec）のVRI（vitreoretinal interface）のOCT angiography画像．矢印部分にNVD（neovascularization on the disc）が写っている．このようなループが新生血管の特徴である．

グメンテーションとはOCTを層別解析する際に層と層の境界にソフトウェア的に境界線を引くことである．ソフトウェアによるセグメンテーションはうまくいかないこともあり，網膜の層のOCT angiographyに網膜新生血管が入ってしまうこともある．OCT angiographyはセグメンテーションに依存することから，PDRの新生血管に限らず常にセグメンテーションの精度については注意を払う必要がある．

おわりに

　OCTはその登場以降進歩が続いており，OCT angiographyが搭載されるようになっても，その機能は進歩し続けており，例えば，最近の機種ではより広範囲のスキャンが可能になってきている．スキャン範囲が狭い状況では加齢黄斑変性などの黄斑疾患が主なターゲットであったが，より広角撮影が可能になってくると，糖尿病網膜症の評価が可能になる．撮影範囲の狭い機種でも多方向撮影すれば眼底のかなりをカバーできることから，FA施行が困難な状況では非常に助かる検査である．

　今後はさらにOCTのスキャンスピードの向上，つまり，撮影時間の短縮，あるいはスキャン密度向上による解像度の向上が見込まれることから，糖尿病網膜症でも標準検査になる日も近いのではないか，と考える．

参考文献

1) Ishibazawa A, et al. Characteristics of Retinal Neovascularization in Proliferative Diabetic Retinopathy Imaged by Optical Coherence Tomography Angiography. Invest Ophthalmol Vis Sci. 57 (14), 2016, 6247-55. Epub 2016/11/17. doi：10.1167/iovs.16-20210. PubMed PMID：27849310.
2) Zhang Q, et al. Wide-field optical coherence tomography based microangiography for retinal imaging. Scientific reports. 6, 2016, 22017. doi：10.1038/srep22017. http://www.nature.com/articles/srep22017#supplementary-information.
3) de Carlo TE, et al. Evaluation of Preretinal Neovascularization in Proliferative Diabetic Retinopathy Using Optical Coherence Tomography Angiography. Ophthalmic Surg Lasers Imaging Retina. 47 (2), 2016, 115-9. Epub 2016/02/16. doi：10.3928/23258160-20160126-03. PubMed PMID：26878443.

4 加齢黄斑変性／ポリープ状脈絡膜血管症

片岡恵子　Keiko Kataoka
名古屋大学医学部附属病院 眼科
〒466-8560　愛知県名古屋市昭和区鶴舞町65

はじめに

　加齢黄斑変性（AMD）の診断において，脈絡膜新生血管（CNV）の存在をフルオレセイン蛍光眼底造影（FA）およびインドシアニングリーン蛍光眼底造影（ICGA）により同定することは必要不可欠である．一方で，光干渉断層計（OCT）の技術をもとに開発されたOCT angiography（OCTA）の出現により，侵襲性の高い造影剤を使用することなく網膜および一部脈絡膜の血管画像を描出することが可能となった．OCTAで得られる画像情報はSpectral domain OCTもしくはSwept source OCTの技術を用いており，従来の造影検査と比較してより高解像度画像であることに加え，血管の3次元的情報をも提供してくれる画期的な検査方法である．本稿では，最近のAMDにおけるOCTAの報告とともに，筆者の経験を踏まえて典型AMD，ポリープ状脈絡膜血管症（PCV）の2つの病型におけるOCTAの活用法を述べたい．

典型AMD

　典型AMDでは，黄斑部の脈絡膜より発生した新生血管がブルッフ膜を突き破り，網膜色素上皮（RPE）の下（type 1）およびRPEの上（type 2）に及ぶ．

　OCTAの自動層別解析は各社が独自にセグメンテーションの位置を設定し，網膜表層，網膜深層，無血管層（外顆粒層からRPEまで），脈絡毛細血管板，脈絡膜層など各層のen face画像が描出されることが多い．理論的には，無血管層，もしくは脈絡毛細血管板を含む層にCNVは描出されるはずである．しかし，ほぼすべての機種が，OCTにおいて輝度の高いRPEを層別解析の指標に用いているため[1]，RPEの断裂や滲出物によるRPEラインの不明瞭化などが生じている症例においてはセグメンテーションのエラーが生じてしまう（図1）．したがって，提示されているen face画像を見る前にセグメンテーションのラインが正しく設定されているかをB-scan画像上で常に確認する習慣をつけたい．CNV病変の描出のためには，セグメンテーションの上端を外顆粒層付近に，下端をブルッフ膜に合わせることでtype 1およびtype 2病変を漏れなく描出することが可能となる．このようなOCTAの解析方法を用いたCNV検出率は高い特異度（約91％程度）を示すが，感度は約50％程度に停まるとの報告がある[2]．その原因として，中心固視が不良であることで生じるモーションアーチファクトや出血などの滲出物によるブロックなどが考えられる．

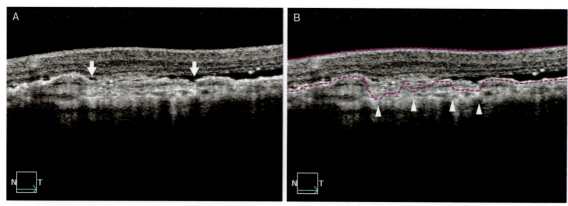

図1　自動層別解析によるセグメンテーションエラー
漿液性網膜剥離とフィブリン析出を伴う典型加齢黄斑変性（AMD）の一例では，フィブリンを含む滲出物の中程度〜高反射により網膜色素上皮（RPE）のラインは矢印の間で不明瞭となっている（A）．自動層別解析による内境界膜（B：上方ピンク線）とRPE（B：下方ピンク線）では，RPEのラインにエラーが生じている．

したがって，診断においてはカラー眼底写真やSpectral-domain OCTの情報も加味した上で総合的に行う必要がある．図2に典型AMDの一例を示す．3×3mmの領域で撮影を行い，自動層別解析により解析されたen face画像を取得した．画像は，順に網膜表層，網膜深層，無血管層，脈絡毛細血管板層となっているが，無血管層の下端と脈絡毛細血管板層の上端を示すセグメンテーションラインの設定の間には，実はギャップ（解析に含まれていない層）があることに注意が必要である（これは，機種によりセグメンテーションラインの設定部位が異なるため，それぞれの機種の設定を参照されたい）．CNVは無血管層および脈絡毛細血管板層で描出されているが，CNVの全体像の正確な把握はここからは困難である．セグメンテーションの境界を外顆粒層からブルッフ膜と手動で再設定し，さらにプロジェクションアーチファクトを除去して得られた画像を図3に示す．OCTA画像においてもICGA画像と遜色なくCNVの全体像が描出されており，さらにOCTAでは微細な血管構造までも詳細に読み取ることが可能である．

PCV

PCVはRPEの下に広がる異常血管網とそれに連続するポリープ状病変を特徴とし，通常ICGAにより同定される．InoueらはType 1 CNVの形態をとる異常血管網はOCTAにより比較的よく描出され，その検出率はICGAにほぼ匹敵するが，一方でポリープ病変のOCTAによる検出力は弱いと報告している[3]．その理由として，現状のOCTAのアルゴリズムでは極端に遅い流速の血流は捉えられないことから，ポリープ内の血流速度は著しく遅い可能性が考えられる．また，ポリープの内部では血流の方向が一定ではない可能性などもOCTAによる検出力を弱めている一因と考えられる[4]．さらにInoueらは，ポリープ病変はen face画像では検出することが困難であることが多いものの，OCTAのB-scan画像を使用するとポリープ内の血流を検出できる可能性が高まると報告している[3]．実際，OCTAのB-scan画像では，血流シグナルの有無だけでなく，血流の存在部位がRPEの急峻な隆起部や，大きな漿液性網膜色素上皮剥離内部および辺縁などに存在す

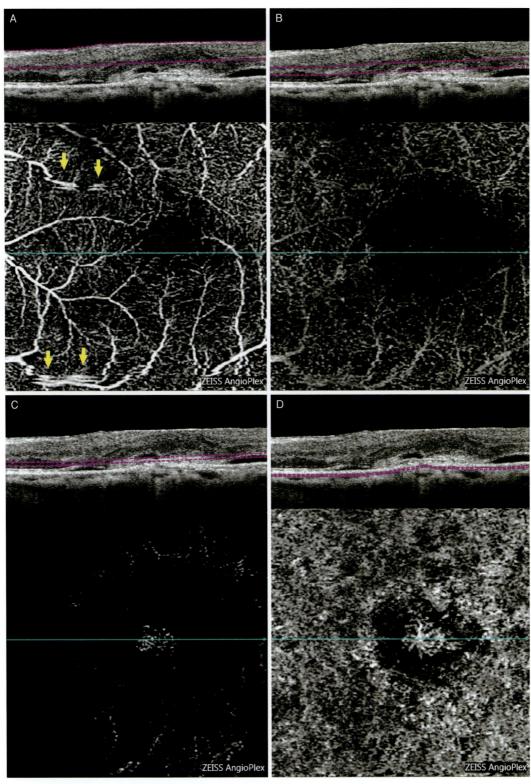

図2 自動層別解析による脈絡膜新生血管（CNV）の描出
3×3mmの範囲でOCT angiography（OCTA）を撮影した典型AMDの一例．自動層別解析により得られた網膜表層（A），網膜深層（B），無血管層（C），脈絡毛細血管板層（D）のen face画像および青線部位のB-scanとセグメンテーションラインを示す．黄斑疾患では中心固視が不良となり，モーションアーチファクト（黄色矢印）を容易に生じる．無血管層と脈絡毛細血管板層のセグメンテーションの間にギャップがあることに注目されたい．

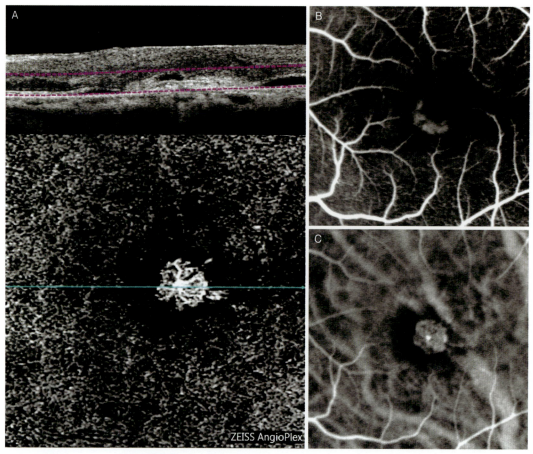

図3 セグメンテーションの手動設定により描出されたCNV（図2と同一症例）
セグメンテーションを外顆粒層付近からブルッフ膜までとし、かつプロジェクションアーチファクトを除去したen face画像を示す（A）．OCTAで描出されたCNVは、同一部位のフルオレセイン蛍光眼底造影（B：FA）およびインドシアニングリーン蛍光眼底造影（C：ICGA）と比べ、より詳細に血管の微細構造が描出されている．

るといった病変の位置情報も得ることができるため、OCTAのen face画像よりも臨床診断においては有用であると思われる．図4でPCVのFA/ICGAおよびOCTAの外顆粒層からブルッフ膜までを抽出したen face画像および血流シグナルを表示したB-scan画像を示す．ICGAでみられる多発するポリープ状病変はOCTAのen face画像で特定することは困難であるが、OCTAのB-scan画像においてRPEの基底側に沿ってポリープ病変を示唆する血流のシグナルが確認できるため、眼底所見やOCT検査と総合しPCVの診断に至ることは限定的ではあるが可能と考える．

おわりに

典型AMDおよびPCVにおけるOCTAの使用例を紹介した．OCTAはまだ発展途上の検査機器である．自動層別解析にはいまだ限界があるため、常にセグメンテーションラインの修正を念頭に置く必要があり、またプロジェクションアーチファクトやモーションアーチファクトなどの種々のアーチファクトの存在も画像の解釈に誤った影響を与え得る．しかしながら、セグメンテーションを修正することや、en face画像だけではなくB-scan画像を使用することなど少し工夫をする

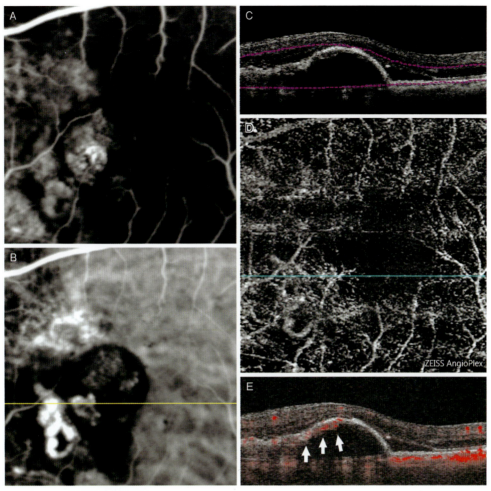

図4 ポリープ状脈絡膜血管症（PCV）のOCTA
FA（A）およびICGA（B）と同一部位のOCTA（C〜D）を示す．セグメンテーションは外顆粒層付近からブルッフ膜までとし（C），en face画像を作成した（D）．ICGA上の黄色線とOCTAのen face画像上の青色線は同一部位を示すが，OCTAのen face画像上でポリープ病変を同定することは困難である．血流シグナル（赤色）を表示したB-scan画像（E）では，RPEの基底側に沿って血流がみられる（矢印）．

ことで，造影剤を使用せずともAMDの診断に近づくことは可能と思われる．OCTAは日進月歩に開発が進んでいるため，今後のさらなる発展に期待したい．

文 献

1) Gao SS, et al. Optical Coherence Tomography Angiography. Investigative Opthalmology & Visual Science. 57 (9), 2016.
2) De Carlo TE, et al. Spectral-Domain Optical Coherence Tomography Angiography of Choroidal Neovascularization. Ophthalmology. 122 (6), 2015, 1228-38.
3) Inoue M, et al. Optical Coherence Tomography Angiography of Polypoidal Choroidal Vasculopathy and Polypoidal Choroidal Neovascularization. Retina. 35 (11), 2015, 2265-74.
4) Spaide RF, et al. Image Artifacts In Optical Coherence Tomography Angiography. Retina. 35 (11), 2015, 2163-80.
5) Yannuzzi LA, et al. Retinal Angiomatous Proliferation in Age-related Macular Degeneration. Retina. 21 (5), 2001, 416-34.
6) Kuehlewein L, et al. Optical Coherence Tomography Angiography of Type 3 Neovascularization Secondary to Age-related Macular Degeneration. Retina. 2015.

2章 OCTA ③画像診断にチャレンジ！

1 糖尿病網膜症

間瀬智子　Tomoko Mase
旭川医科大学 眼科学講座
〒078-8510　北海道旭川市緑が丘東2条1-1-1

石羽澤 明弘　Akihiro Ishibazawa

はじめに

近年，光干渉断層計（optical coherence tomography；OCT）機能の拡張によって，血管組織内の信号強度や位相の変化から血流情報を三次元的に再構築し，可視化する技術であるOCT angiography（OCTA）が登場し，日常診療に広く普及しつつある．糖尿病網膜症診療において，フルオレセイン蛍光眼底造影検査（fluorescein angiography；FA）は網膜微小循環障害の程度を描出するのにいまだ必要な検査である．しかし最近は，OCTAの撮影画角の広角化が進み，OCTAをFAの一部代用とされる場合もある．特に，妊婦や透析患者，全身状態不良でFAを施行しにくい症例においては，侵襲なく診断に有用な情報を少しでも得られるメリットは大きい．またOCTAでは，網膜の表層・深層レベルの微細な血管構造の変化を層ごとに分離して捉えられるが，最近は解析ソフトの進化により血管密度等を数値化した評価が可能となった．そのため，通常のOCT撮影と合わせた頻回の撮影により，治療前後の血管構造の経時的変化を，より客観的に捉えられるようになってきている．

本項では，これまでに明らかになっていることを踏まえ，当院での糖尿病網膜症診療における，OCTAを用いた糖尿病網膜症の各所見の読影と実際の使用方法について述べたい．

糖尿病網膜症においてOCTAで観察できる基本的な所見の読影

1）黄斑部の変化を読影する

黄斑部の撮影には画角3×3mmを用いる．糖尿病網膜症は毛細血管レベルの網膜微小循環障害が主因であり，毛細血管の灌流状態を詳細に評価することが重要である．OCTAにおける黄斑部スラブでは，主に中心窩無血管帯（foveal avascular zone；FAZ）や血管密度，毛細血管構造の評価を行う．糖尿病はあるが，検眼鏡的に網膜症を発症していない患者でも，健常人と比較するとFAZの面積の拡大や変形，無灌流領域の描出など毛細血管レベルでの微細な変化を生じ[1, 2]，病期の進行に伴いそれらの所見はより顕著となる．すなわち，黄斑部の所見からも網膜症の重症度をある程度予測できる可能性があり，スクリーニングや経過観察としても有用である．特に，深層スラブのFAZ拡大や，血管密度減少の虚血性変化は，視力低下と相関すると言われており[3]，視機能低下のサインであるため注意が必要である（図1）．最近，Optovue社のRTVue XR Avanti™では

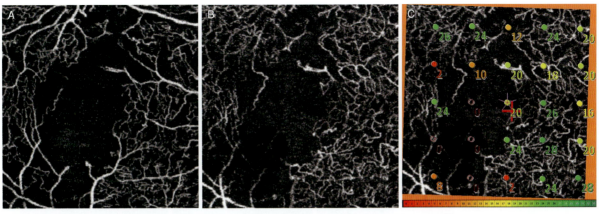

図1　黄斑部血管密度の低下と網膜感度を認める増殖糖尿病網膜症の症例（Triton, Topcon社）
A：表層スラブにて中心窩無血管帯（FAZ）の拡大と網膜血管密度の低下を認める．
B：深層スラブでも表層同様に血管密度が低下し，全体的に血管網が疎になっている．
C：撮影領域に対応する網膜感度（MP-3, Nidek社）と深層スラブを重ねると，虚血領域に一致して網膜感度低下を認める．

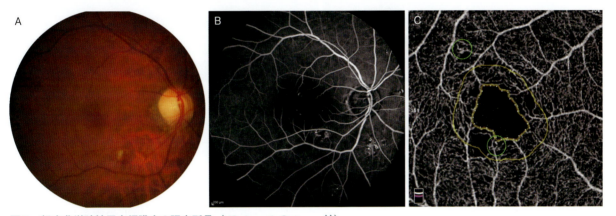

図2　軽度非増殖糖尿病網膜症の眼底所見（XR Avanti, Optovue社）
A：軟性白斑と軽度の出血，黄斑部に毛細血管瘤を認める．
B：FA早期．毛細血管瘤は認めるものの，明らかな無灌流領域は認めない．
C：黄斑部3×3mmの網膜内層スラブ．FAZの面積0.45mm^2，PERIM（FAZ外周長）2.846mm，AI（円指数）1.20（1に近い程正円に近い）であり，FAZの拡大と変形を認めた．またFAZ周囲の無灌流領域と毛細血管瘤（緑色破線円）が描出された．

FAZの自動解析ソフトが追加され，全層のFAZ面積，PERIM（FAZの外周長さ），AI（acircularity index；円指数）などの指標を用いることで，FAZの変化を手軽に数値化できる．今後，これらは糖尿病網膜症の病期診断の指標になっていくと考えられる（図2）．

毛細血管瘤（microaneurysm；MA）については，OCTAにて嚢状または紡錘状の拡張した毛細血管として描出され[4]，表層より深層に多く存在する傾向がある．さらに，嚢胞様黄斑浮腫眼において，浮腫近傍のMAは91％が深層にあることが報告されている（図3）[5]．しかしFAと比較した場合，OCTAでのMA全体の描出率は62％や41％と決して高くないことが知られており[6,7]，特に治療に関わる評価には，他の画像所見と合わせた読影が望ましい．また，黄斑浮腫眼ではセグメンテーションエラーによるアーチファクトが起こる場合があり，嚢胞付近のBスキャンを必ず確認することが必要である．

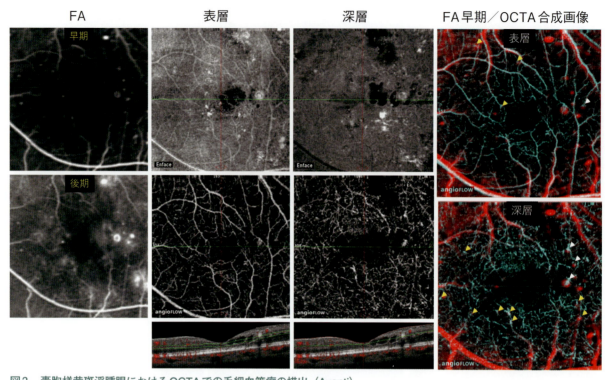

図3 囊胞様黄斑浮腫眼におけるOCTAでの毛細血管瘤の描出（Avanti）
FA早期・後期で点状の過蛍光を示すものを毛細血管瘤（MA）と定義し，OCTAにてその局在を調べた．FA早期像とOCTAの各スラブの合成画像において，MAは嚢状または紡錘状の拡張した毛細血管として描出された（黄・白矢頭）．またMAの局在は，全体，そして浮腫領域周囲（白矢頭）において，深層スラブに多く分布していた．

2）後極部の変化を読影する

後極部の撮影には画角6×6mm以上の画角を用いる．後極部の網膜灌流の状態を大まかに捉えるのに適しており，特に無灌流領域（none-perfusion area；NPA）の広がりをno-flow areaとして明瞭に見てとれる（図4）．また，最近の機種では血管密度の評価ができるようになってきている．例えば，背景糖尿病網膜症の患者や前増殖糖尿病網膜症患者の経過観察において，通常FAまでは施行しないが，網膜微小循環の情報を得たい場合にも有用である．また，6×6mmの撮影において血管異常やNPAが多くみられる場合や，検眼的にアーケード付近に軽度の硝子体出血や，新生血管（neovascularization elsewhere；NVE），軟性白斑など虚血性変化を示唆する所見が見られるような場合は，6×6mm以上の画角での撮影が適している．Swept source OCTによるOCTAでは，高解像度を保ったまま9×9mm，12×12mm（スキャン密度：512×512）の撮影が可能である（国内ではTopcon社TritonとCarl Zeiss Meditec社Plex Eriteの2機種）．この広さであればアーケード周囲のNPAの有無や，網膜内細小血管異常（intraretinal microvascular abnormality；IRMA），新生血管，視神経乳頭上の新生血管（neovascularization at the disc；NVD）を明瞭に捉えることができる（図5）．これらの所見は糖尿病網膜症の重症度を判定する上で重要であり，FA施行の判断をする上でも役立つ情報となる．以下にOCTAを用いたそれぞれの所見の読影方法について述べる．

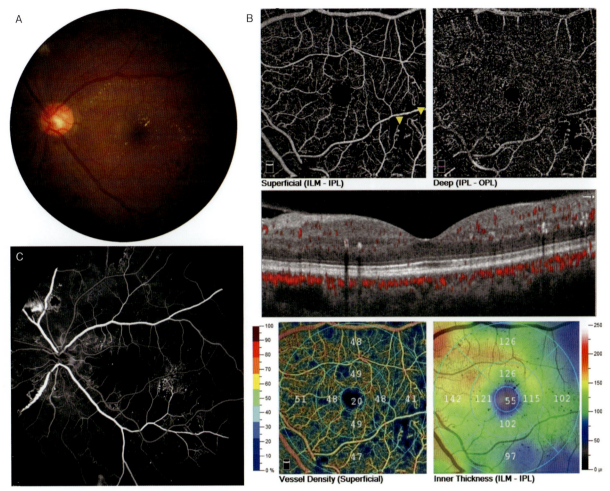

図4　6×6mmにて描出された網膜内異常血管（IRMA）
A：カラー眼底写真にて軟性白斑，硬性白斑，網膜内出血を認めた．
B：AvantiでのOCTAレポート（Quick view）の一部．黄斑部全体にびまん性の小さな無灌流領域（NPA）を認め，左下のVessel Density mapでは一致する部位が血管密度低下として青色で表示された．表層スラブにてNPAに隣接したIRMA（矢頭）が描出され，網膜症としてはかなり進行していることが予想される．
C：FA早期では，鼻側に新生血管とNPAを認め，増殖糖尿病網膜症と診断された．

① IRMAとNVEの見分け方

　IRMAは増殖糖尿病網膜症への進展を予測できる重要な所見である．NPAに沿う，もしくは横切る走行を示し，網膜内の小血管の拡張・蛇行・途絶などを生じるシャント血管である．すなわち，あくまでも「網膜内」の異常血管である．NVEは増殖糖尿病網膜症眼において，網膜血管から連続的に網膜血管の走行とは無関係な方向へ進展する細かい網目状の血管である．すなわち，「網膜上（硝子体側）」の異常血管である．図5に示すように，IRMA（網膜内）とNVE（硝子体側）の区別は，所見部位と一致するBスキャンを観察し，どのレベルにflow signalがあるかを確認することで見分けることができる．

　また，画像表示に関しては，FA画像と対比させるために網膜全層表示にすることが多い．この場合，NVEや新生血管の芽（vascular sprout），繊維血管増殖膜があると，内境界膜のセグメンテ

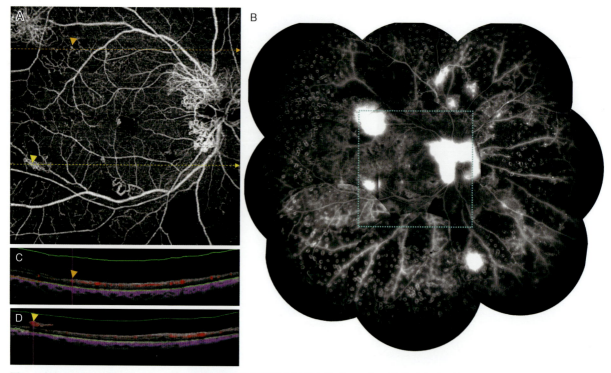

図5　広角OCTAで描出された，新生血管（NVE）と網膜内異常血管（IRMA）の見分け方（文献9より許可を得て改変，転載）
A：画角12×12mm（Triton）で撮影した網膜全層スラブ（Bの青枠範囲）．
B：FAのパノラマ画像では，NVEからの旺盛な蛍光漏出があり，その血管構造は明らかでない．
C：Aの橙色破線部のBスキャン．橙色矢頭で示す血管のflow signalは網膜内にあるため，IRMAである．
D：Aの黄色破線部のBスキャン．黄色矢印で示す血管のflow signalは網膜上にあるため，NVEである．

ーションエラーによって，NVEが部分的に映り込んでいることが多い．しかし，NVEの全体像を捉えていない可能性があるため，内境界膜のセグメンテーションラインをマニュアルでさらに硝子体中に動かし，NVEがさらに描出されるかどうかを確認することが大切である（図6）．また，撮影時にも硝子体側にOCTシグナルが見えた段階で，NVEの存在を予測しておくとよい．

②新生血管の活動性の見分け方

これまで，OCTAでは活動性の変化を捉えるのは困難であったが，近年われわれは，糖尿病網膜症における網膜新生血管の形状から，その活動性を予測できる可能性を示した[8]．図7に示すように，NVEとNVDには2種類の形状パターンがある．一つ目は，新生血管に微細な血管増殖（exuberant vascular proliferation；EVP）があるもので，FAではEVP部位からの強い蛍光漏出を生じる．二つ目はEVPがなく，フィラメント状に剪定された血管構造を示し，FAでの蛍光漏出はそれほど強くない．また図8の増殖糖尿病網膜症の患者において，ラニビズマブ硝子体内投与前後の新生血管の形状を比較したところ，治療後にEVPの領域は減少する．すなわち，EVPが見られれば，臨床的に新生血管としての活動性は高く，見られない場合は活動性が低いことが示唆される．また，EVPの有無は眼内のVEGF濃度が関係していると考えられている[8]．注意したいのは，EVPありとなしのNVEが混在する場合もあるということであり，EVPが網膜症全体の活動性をどの程度示すかどうかは，さらなる検討が必要で

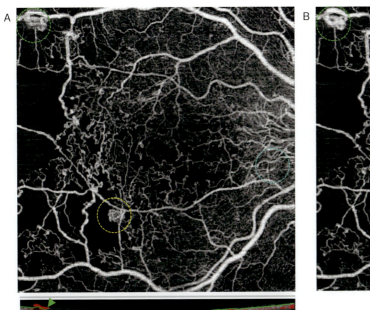
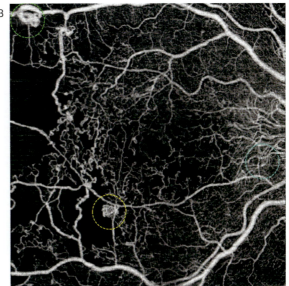
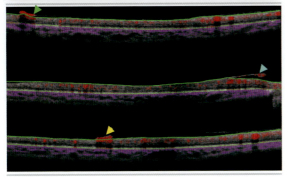

図6　セグメンテーションラインの調整による画像の変化（Triton, 9×9mm）
A：網膜全層スラブにて，ループ血管（緑色円）と新生血管（水色・黄色円）が描出されている．下段のBスキャンは，上段の各円を通る画像である（矢頭の色が対応）．各シグナルはセグメンテーション範囲外にあり，スラブ上に完全には描出されていないことが分かる．
B：セグメンテーションラインを硝子体側に動かした後の画像では，各所見がすべて鮮明に描出されている．

ある．しかしながら，OCTA単体で，ここまでの情報が得られれば，治療の効果判定にも役立ち，症例によってはFAを行う頻度を下げることができるかもしれない．

周辺部の変化を読影する

広角の9×9mm，12×12mmは有用だが，FAで捉えられるようなさらに周辺部のNPAやNVEを描出することは困難である．よって，レーザー光凝固の必要性など，病期の程度を詳しく評価するには，やはりFAのように広く撮れることが望ましい．FAが禁忌の症例や，避けたい症例の場合にOCTAのパノラマ撮影は特に有用である．パノラマ撮影は，通常6〜9mmで複数枚（5〜9枚程度）の撮影を行う．最近は，パノラマ合成を自動で行う機器が増えたため，撮影後すぐに画像を確認できる．図9の症例では，アーケードから耳側へ広がるNVEやIRMA，鼻側周辺部のNPAまで明瞭に捉えられている．蛍光漏出の所見はわからないものの，EVPの所見もあり，臨床的に

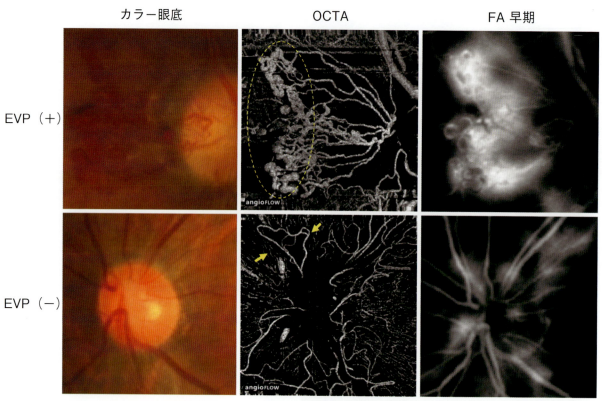

図7 OCTAを用いた新生血管の活動性の見分け方（文献8より許可を得て改変，転載）
OCTAでは新生血管の形状が，より鮮明に描出される．新生血管は，微細な異常血管が生い茂る様に増殖した（exuberant vascular proliferation；EVP）を示すものと（破線円），フィラメント状に剪定された（矢印）EVPを示さないものがある．FA早期において，EVP（＋）の症例ではEVP（－）の症例と比べ，新生血管から強い蛍光漏出を示す．

活動性の高い重症例と判断できる．また，レーザー光凝固がすでに行われている場合には，en-face画像で描出される凝固斑とNPAとの位置関係を照らし合わせると，FAと同じように画像を解釈することができる（図9）．

現在の装置では固視の移動により，著者の経験上，最大100°程度までは撮影が可能である．しかし，ある程度の撮影技術も必要となり，撮影時間を要するため，外来の時間的余裕と患者の状態を見て撮影を行うことが大切である．忙しい外来でルーチーンとして撮影するのであれば，例えば6×6mm画角で黄斑部と視神経乳頭を撮影するだけでも，有用な情報が得られる．Avantiでは上記のように2枚撮影すると自動で簡易パノラマが表示されるため非常に便利である（図10）．

当院での使用例

当院でのOCTAの使用方法について，表1にまとめた．ポイントは，スクリーニング時に必要に応じて乳頭の撮影も行うことで，鼻側網膜の情報も取得することである．検眼的所見はもちろんのこと，OCTAの結果もFAを施行するかの判断材料としている．また経過観察の際は，所見に応じた画角でフォローアップを行っている．

図11の症例は，未治療の糖尿病性腎症による重症ネフローゼ症候群にて，精査目的に受診した．白内障による混濁と，虹彩癒着による散瞳不良により眼底の透見が困難な状態であった．また，全身状態も不良でFAも難しい状態と考えられたため，Topcon社のTritonにて9×9mmのOCTA

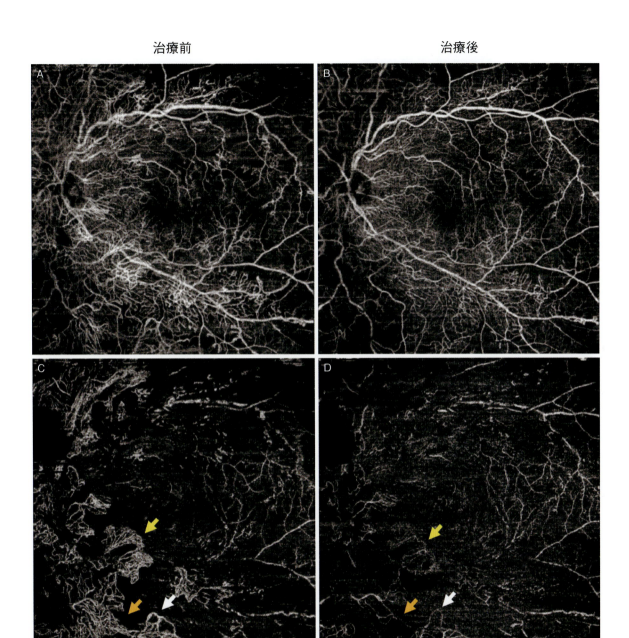

図8 OCTAで見る治療前後の新生血管（NVE）形状の変化（Triton，12×12mm）
26歳女性，糖尿病合併妊娠患者の出産後．汎光凝固前にラニビズマブ硝子体注射が施行された．
A：治療前の網膜全層スラブでは，アーケード血管に沿う繊維血管増殖膜に絡みつく様に，NVEが見られる．
B：硝子体注射から2日後，新生血管が退縮していることが分かる．
C：治療前の硝子体スラブでは，EVPを伴う活動性の高いNVEが見られている（矢印）．
D：治療後の硝子体スラブでは，NVEの形は剪定され，EVP（－）となり（矢印），眼内のVEGF濃度の低下が示唆される．

を撮影した．その結果，画像の質は悪いものの，アーケードのNVEが明瞭に描出され，増殖糖尿病網膜症と診断された．

おわりに

OCTAは数年前よりも格段に撮りやすく，広角に進化してきた．また，2018年度から対象疾患では診療報酬として算定できるようになったた

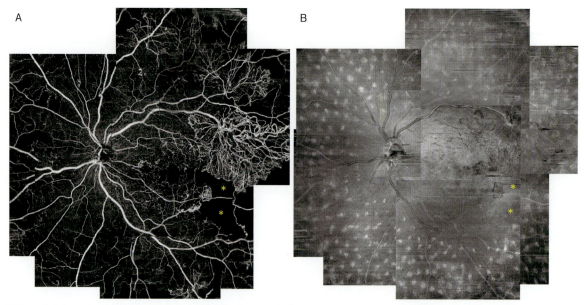

図9　広角OCTA（Triton, 9×9mm）を用いたパノラマ合成
A：網膜全層スラブを9枚合成したパノラマOCTA．周辺部の無灌流領域や活動性の高いEVPを伴う新生血管が明瞭に描出され，FAで撮影する画角に近い領域まで捉えられている．
B：Aと同じスラブのen-face OCT画像．en-faceと照らし合わせることで，OCTAの無灌流領域と汎光凝固斑と照らし合わせた読影が可能である．例えば，＊で示した領域はまだ光凝固が不足していることが分かる．

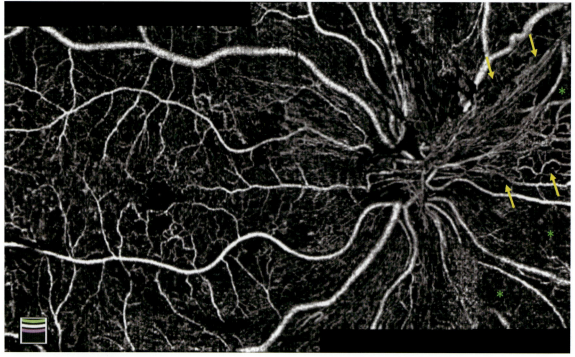

図10　Avantiの簡易画像合成
黄斑部と視神経乳頭（6×6mm）の2枚の撮影で，自動合成される．この症例では，乳頭上の新生血管（矢印）と，隣接した鼻側網膜の無灌流領域（＊）が描出されたため，その後FAが施行された．

表1…当院での糖尿病網膜症眼におけるOCTA撮影のパターン

目的	画角の組み合わせ	撮影の意味
A．スクリーニング	黄斑3×3mmと6×6mm，乳頭6×6mm	DRの有無や病期の予測
B．網膜症の精査	9×9mmまたは12×12mm	NPA，IRMA，NVの有無の評価 FA施行の判断
C．FAの代用	パノラマ撮影	周辺部所見の評価 FAの代用（大まかな評価）

目的と，症例に応じて各画角を組み合わせ，使い分けを行っている．

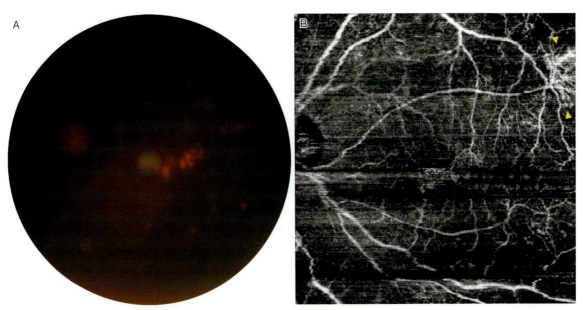

図11　OCTA撮影が糖尿病網膜症診断に有用だった症例
A：カラー眼底写真では滲出性変化を捉えているものの，中間透光体の混濁と虹彩癒着による散瞳不良により，眼底を透見することが困難であった．
B：9×9mm（Triton）ではアーチファクトはあるものの，新生血管が明瞭に捉えられた（矢頭）．

め，より日常診療に普及することが予想される．また，糖尿病網膜症診療においては，読影に注意を要するものの，その使い方次第で，診断に有用な情報が多く得られる．今後のさまざまな検討によって，OCTAの読影方法の確立が望まれるとともに，OCTと同じように糖尿病網膜症診療における標準検査として用いられるようになることが期待される．

文　献

1) de Carlo TE, et al. Detection of Microvascular Changes in Eyes of Patients with Diabetes but Not Clinical Diabetic Retinopathy Using Optical Coherence Tomography Angiography. Retina. 35(11), 2015, 2364-70.

2) Takase N, et al. Enlargement of Foveal Avascular Zone in Diabetic Eyes Evaluated by En Face Optical Coherence Tomography Angiography. Retina. 35(11), 2015, 2377-83.
3) Balaratnasingam C, et al. Visual Acuity Is Correlated with the Area of the Foveal Avascular Zone in Diabetic Retinopathy and Retinal Vein Occlusion. Ophthalmology. 123(11), 2016, 2352-2367.
4) Ishibazawa A, et al. Optical Coherence Tomography Angiography in Diabetic Retinopathy : A Prospective Pilot Study. Am J Ophthalmol. 160(1), 2015, 35-44 e1.
5) Hasegawa N, et al. New Insights Into Microaneurysms in the Deep Capillary Plexus Detected by Optical Coherence Tomography Angiography in Diabetic Macular Edema. Invest Ophthalmol Vis Sci. 57(9), 2016, OCT348-55.
6) Couturier A, et al. Capillary Plexus Anomalies in Diabetic Retinopathy on Optical Coherence Tomography Angiography. Retina. 35(11), 2015, 2384-91.
7) Miwa Y, et al. Relationship between Functional and Structural Changes in Diabetic Vessels in Optical Coherence Tomography Angiography. Sci Rep. 6, 2016, 29064.
8) Ishibazawa A, et al. Characteristics of Retinal Neovascularization in Proliferative Diabetic Retinopathy Imaged by Optical Coherence Tomography Angiography. Invest Ophthalmol Vis Sci. 57(14), 2016, 6247-55.
9) 石羽澤明弘. 網膜血管のOCT angiography. あたらしい眼科. 34(5), 2017, 651-60.

2 網膜静脈閉塞症

富安胤太　Taneto Tomiyasu　　　　平野佳男　Yoshio Hirano
名古屋市立大学大学院医学研究科 視覚科学教室
〒467-8601　愛知県名古屋市瑞穂区瑞穂町川澄1

はじめに

　網膜静脈閉塞症（retinal vein occlusion；RVO）は，閉塞部位により網膜中心静脈閉塞症（central retinal vein occlusion；CRVO）と網膜静脈分枝閉塞症（branch retinal vein occlusion；BRVO）に分けられる．網膜静脈の閉塞の結果，静脈圧が上昇し，黄斑浮腫，網膜虚血，網膜内・網膜下出血などを来し，視力が低下する．網膜出血が吸収された後の慢性期では，毛細血管無灌流領域，毛細血管拡張，毛細血管瘤（microaneurysm；MA），側副血管などのさまざまな網膜毛細血管異常が認められる．RVOにおける毛細血管異常を光干渉断層血管撮影（optical coherence tomography angiography；OCTA）は検出することができる[1]．OCTAは造影剤を使用せず，網脈絡膜の血管構造を層別に表示することができる新しい眼循環評価法である．非侵襲的な検査ゆえ，診察ごとの撮影も可能で，経時変化の評価にも有用である．RVOへの応用では，網膜無灌流領域（nonperfused area；NPA）や中心窩無血管域（foveal avascular zone；FAZ）の正確な評価や，さまざまな微小血管異常の層別評価を可能とし，今まで知り得なかった情報を提供している．この新しい技術の有用性，課題について述べる．

網膜無灌流領域（NPA），中心窩無血管域（FAZ）

　NPA，FAZの描出に関しては，OCTAのほうが従来の蛍光眼底造影検査（fluorescein angiography；FA）よりも鮮明で，両者の境界も明瞭である[1,2]（図1）．これはOCTAが造影剤による蛍光漏出などの影響を受けないこと，また解像度が高いためである．さらにOCTAは，層別評価[1,2]（図1，2）や，面積を測定することも可能である[3,4]（図2）．われわれはこの技術を用いて，健常眼，RVO眼ともに，NPAとFAZの面積が網膜表層よりも深層のほうが広いこと，またRVO眼では健常眼と比較して，深層のFAZが拡大していることを報告した[4]．最近，視力とOCTAで得られた所見（網膜深層のFAZの拡大[3]，傍中心窩の網膜血管密度[5]，傍中心窩のNPA[6]，傍中心窩の網膜血管灌流領域[7]）との関連性を評価した論文が多く報告されている．OCTAで捉えることのできる構造評価が，視機能評価に結びつく可能性を示している．

毛細血管拡張，側副血管

　RVOでは，閉塞静脈圧の上昇に伴い毛細血管

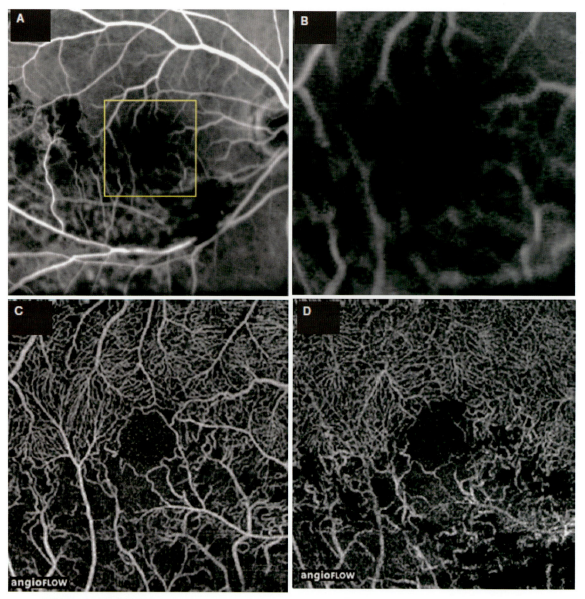

図1 網膜静脈分枝閉塞症患者のFAとOCTA所見（RTVue XR Avanti™ OCT：オプトビュー社，3×3mm）
A：FA所見．
B：Aの黄色部分の拡大像．
C：OCTA所見．網膜表層血管叢．
D：OCTA所見．網膜深層血管叢．OCTAではNPAが網膜表層・深層血管叢の層別に鮮明に描出される．（文献18より）

拡張が認められる．毛細血管拡張は，網膜表層・深層ともに認められるが，深層の方がより高率かつ広範囲に観察される[1, 2]（図3）．側副血管は，FAによる動的映像で確認するのが確実であるが，OCTAでも十分に検出可能である（図4）．

網膜新生血管

OCTAでは蛍光漏出がないため，FAよりも鮮明に血管構造を描出できる．その長所を利用し，増殖糖尿病網膜症[8, 9]やRVO[10, 11]における網膜

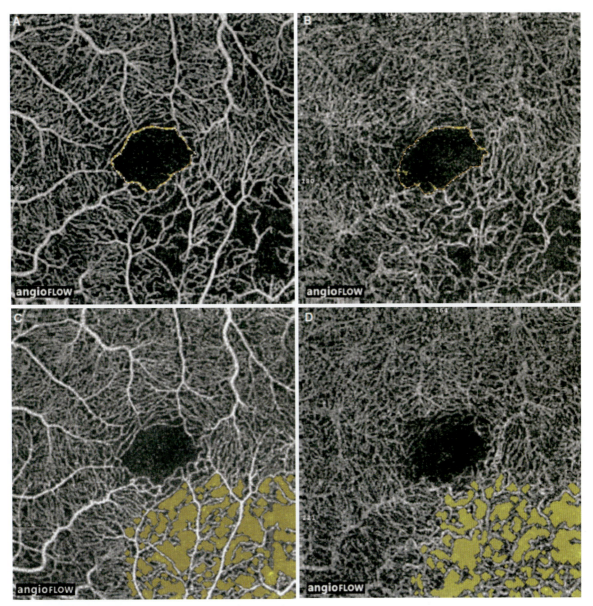

図2 網膜静脈分枝閉塞症患者のOCTA所見（3×3mm）
A：網膜表層血管叢．手動でFAZを囲み，FAZの面積を測定した（黄色線）．0.386mm^2.
B：網膜深層血管叢．FAZ：0.423mm^2.
C：網膜表層血管叢．non-flowモードで無灌流領域の部分をクリックし選択すると，その部分の合算面積が測定できる．NPA：1.001mm^2.
D：網膜深層血管叢．NPA：0.887mm^2.（文献18より）

新生血管をOCTAで捉えた報告がある．網膜新生血管は，Bスキャン画像を確認することで，網膜上から硝子体中に発生していることがわかる[10, 11]．また経時的に撮影し網膜新生血管の形態を観察することで，網膜新生血管の退縮など病勢評価にも有用となる可能性がある．

毛細血管瘤（MA）

われわれが以前行った解析では，黄斑浮腫遷延の危険因子として高齢とMAの形成が検出された[12]．網膜毛細血管が閉塞すると，その領域は虚血状態になる．その結果，血流不足のため低酸素状態と

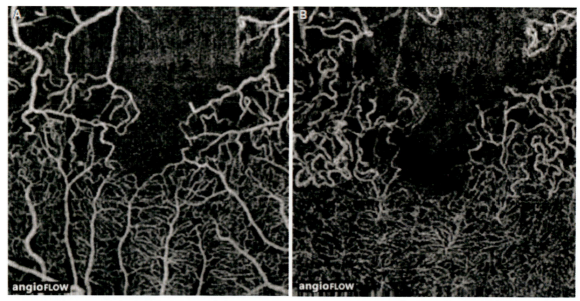

図3 網膜静脈分枝閉塞症患者のOCTA所見（3×3mm）
A：網膜表層血管叢．
B：網膜深層血管叢．毛細血管拡張が深層では表層よりも広範囲に認められる．（文献18より）

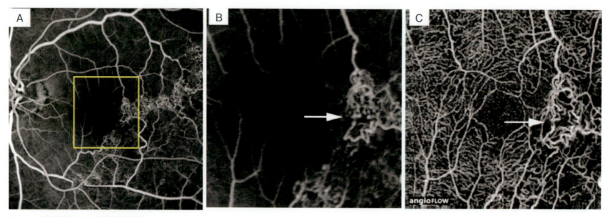

図4 網膜静脈分枝閉塞症患者のFAとOCTA所見（3×3mm）
A：FA所見．
B：Aの黄色部分の拡大像．
C：同範囲のOCTA所見．
矢印：側副血管．（文献18より）

なり，血管内皮増殖因子（vascular endothelial growth factor；VEGF）などが分泌される．VEGFの過剰分泌は白血球の集積を助長し，さらなる毛細血管の閉塞の誘因となり得る．また，VEGFの持つ血管透過性亢進作用と，血管新生作用により，黄斑浮腫，MA，網膜新生血管などが発生する．また，MAは発症後6カ月ごろに形成されることが分かった[12]．OCTAは非侵襲な検査で，診察時に毎回撮影可能であり，経時変化に伴うRVOの網膜微小血管異常を評価できる可能性がある（図5）．MAはその内部に血流を伴っていないものはOCTAでは検出されないため，

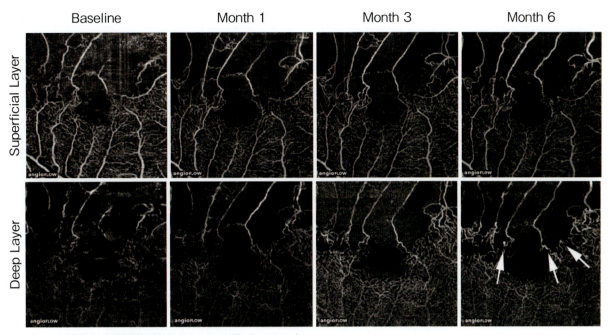

図5　網膜静脈分枝閉塞症患者のOCTA所見（3×3mm）
発症時から経時的にOCTAを撮影した．発症後6カ月目に毛細血管瘤（矢頭）が網膜深層に認められる．（文献18より）

検出率はFAに劣る[1]．またOCTAでは，黄斑浮腫があると，屈曲した血管がMAのように見えることがあるため，本当にMAであるかを確かめるためには，Bスキャン画像で確認（図6）したり，FA画像と対比したり，浮腫消退時に再評価するなどの工夫が必要である．MAの検出率はFAに劣るものの，OCTAはMAが網膜表層にあるのか深層にあるのか層別評価することが可能である（図6）．実際，OCTAによる解析で，糖尿病黄斑浮腫やRVOに伴うMAは深層に多いことが報告されている[12,13]．

他疾患との鑑別ポイント

陳旧性BRVOでは，すでに網膜出血が消失しているため，急性期RVOよりも診断に苦慮する．特に黄斑部毛細血管拡張症（Macular Telangiectasia；MacTel）との鑑別は重要である．MacTel Type 1は，黄斑部の網膜毛細血管拡張とMA形成を特徴とし，黄斑浮腫により視力が低下する[14]．血管透過性の高いMAが黄斑浮腫の原因であれば，その直接凝固が重要である．両者の鑑別にはFAで網膜静脈の閉塞の有無を確認するのが一番確実である．OCTAではいずれもMAや毛細血管拡張がみられるが，MacTel Type 1の血管変化は特定の静脈の灌流領域のみではなく，中心窩の周囲を囲むように毛細血管拡張が認められる．陳旧性BRVOの場合は閉塞血管領域に一致するように毛細血管拡張が認められる（図7）ため，鑑別の一助となり得る．

光干渉断層血管撮影（OCTA）の長所と短所

OCTAの長所としては，造影剤を使用する必要がなく，ショック，アレルギーなどの心配が不

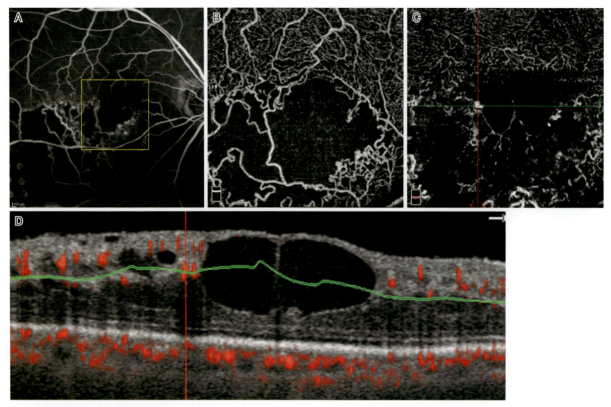

図6 網膜静脈分枝閉塞症患者のFAとOCTA所見（3×3mm）
A：FA所見．
B：Aの黄色部分と同範囲のOCTA所見（網膜表層血管叢）．
C：Aの黄色部分と同範囲のOCTA所見（網膜深層血管叢）．手動設定でのセグメンテーションで毛細血管瘤が同定できる．
D：Cと同じ深さでのBスキャン画像．毛細血管瘤が深層に認められることが分かる．

要で，撮影時間も短いこと，造影剤の蛍光漏出によるマスキングがないこと，さらには網膜・脈絡膜を層別に描写できることなどが挙げられる．短所としては，画角が狭いこと，固視不良の患者では画像がぶれてしまうこと，アーチファクトの問題[15]，セグメンテーションエラーなどがあるが，さまざまな改良[16]が行われているところである．

OCTA画像だけでなく，カラー眼底写真，FA画像，Bスキャン画像なども組み合わせるマルチモーダルイメージングを用いることで，さらなる病態解明が期待される．

おわりに

OCTAは，造影剤を用いることなく非侵襲的にFAに匹敵する画像が得られる画期的なツールである．さらなる画質の向上，画角の拡大，アーチファクトの除去セグメンテーションの精度など克服すべき課題は多いが，頻回の検査が可能で，FAでは得られないような網膜・脈絡膜の層別評価ができるなどメリットは計り知れない．OCTAはRVOにより生じるさまざまな網膜毛細血管異常を捉えることができる．さらには，血管構造のみならず，血流速度も表示できるプログラムなども開発[17]されており，ますますOCTAはRVO患者における病態評価において，今後も重要な役割

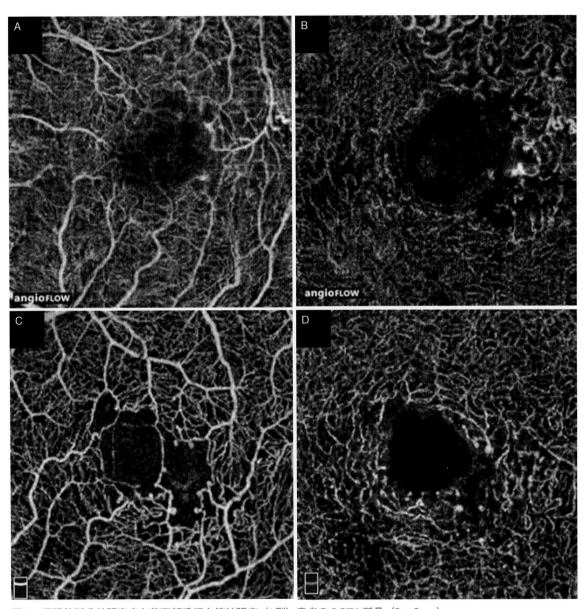

図7 網膜静脈分枝閉塞症と黄斑部毛細血管拡張症（1型）患者のOCTA所見（3×3mm）
A：網膜静脈分枝閉塞症患者の網膜表層血管叢.
B：網膜静脈分枝閉塞症患者の網膜深層血管叢.
C：黄斑部毛細血管拡張症（1型）患者の網膜表層血管叢.
D：黄斑部毛細血管拡張症（1型）患者の網膜深層血管叢.
網膜静脈分枝閉塞症，黄斑部毛細血管拡張症（1型）ともに毛細血管拡張がみられるが，網膜表層血管叢に比べ、網膜深層血管叢で著明である．黄斑部毛細血管拡張症（1型）の血管変化は中心窩の周囲を囲むように毛細血管拡張が認められるのに対し，網膜静脈分枝閉塞症では閉塞血管領域に一致するように認められる．

を果たしていくものと思われる．

文　献

1) Suzuki N, et al. Microvascular Abnormalities on Optical Coherence Tomography Angiography in Macular Edema Associated with Branch Retinal Vein Occlusion. Am J Ophthalmol. 161, 2016, 126-32.

2) Coscas F, et al. Optical Coherence Tomography Angiography in Retinal Vein Occlusion : Evaluation of Superficial and Deep Capillary Plexa. Am J Ophthalmol. 161, 2016, 160-71.
3) Samara WA, et al. Quantitative Optical Coherence Tomography Angiography Features and Visual Function in Eyes with Branch Retinal Vein Occlusion. Am J Ophthalmol. 166, 2016, 76-83.
4) Suzuki N, et al. Retinal Hemodynamics Seen on Optical Coherence Tomography Angiography Before and After Treatment of Retinal Vein Occlusion. Invest Ophthalmol Vis Sci. 57, 2016, 5681-87.
5) Kang JW, et al. Correlation of Microvascular Structures on Optical Coherence Tomography Angiography with Visual Acuity in Retinal Vein Occlusion. Retina, Epub.
6) Kadomoto S, et al. Evaluation of Macular Ischemia in Eyes with Branch Retinal Vein Occlusion: An optical coherence tomography angiography study. Retina, Epub.
7) Wakabayashi T, et al. Retinal Microvasculature and Visual Acuity in Eyes With Branch Retinal Vein Occlusion : Imaging Analysis by Optical Coherence Tomography Angiography. Invest Ophthalmol Vis Sci. 58, 2017, 2087-94.
8) Ishibazawa A, et al. Optical coherence tomography angiography in diabetic retinopathy : A Prospective Pilot Study. Am J Ophthalmol. 160, 2015, 35-44.
9) Ishibazawa A, et al. Characteristics of Retinal Neovascularization in Preoliferative Diabetic Retinopathy Imaged by Optical Coherence Tomography Angiography. Invest Ophthalmol Vis Sci. 57, 2016, 6247-55.
10) Sogawa K, et al. En-face optical coherence tomography angiography of neovascularization elsewhere in hemicentral retinal vein occlusion. Int Med Case Rep J. 8, 2015, 263-66.
11) Nobre Cardoso J, et al. Systematic Evaluation of Optical Coherence Tomography Angiography in Retinal Vein Occlusion. Am J Ophthalmol. 163, 2016, 93-107.
12) Tomiyasu T, et al. Microaneurysms cause refractory macular edema in branch retinal vein occlusion. Sci Rep. 6, 2016, 29445.
13) Hasegawa N, et al. New Insights Into Microaneurysms in the Deep Capillary Plexus Detected by Optical Coherence Tomography Angiography in Diabetic Macular Edema. Invest Ophthalmol Vis Sci. 57, 2016, 348-355.
14) Yannuzzi LA, et al. Idiopathic macular telangiectasia. Arch Ophthalmol. 124, 2006, 450-60.
15) Spaide RF, et al. Image artifacts in optical coherence tomography angiography. Retina. 35, 2015, 2163-80.
16) Campbell JP, et al. Detailed Vascular Anatomy of the Human Retina by Projection-Resolved Optical Coherence Tomography Angiography in Dibetic Retinopathy. Sci Rep. 7, 2017, 42201.
17) Proner SB, et al. Toward Quantitative Optical Coherence Tomography Angiography : Visualizing Blood Flow Speeds in Ocular Pathology Using Variable Interscan Time Analysis. Retina. 36, 2016. S118-S126.
18) 平野佳男. 網膜静脈閉塞症への応用. 眼科グラフィック. 5, 2016, 341-47.

3 加齢黄斑変性／ポリープ状脈絡膜血管症

森 隆三郎　Ryusaburo Mori
日本大学医学部 視覚科学系 眼科学分野
〒173-8610　東京都板橋区大谷口上町30-1

はじめに

　脈絡膜新生血管（choroidal neovascularization；CNV）が主要所見の一つである滲出型加齢黄斑変性（age-related macular degeneration；AMD）の光干渉断層血管撮影（Optical coherence tomograph angiography；OCTA）による診断の有用性については，CNVの検出率が鍵となる．OCTAによるCNVの検出率についての海外での報告がいくつかあるが，本邦での多施設で検討したものを野崎らが報告している[1]．その報告では，フルオレセイン蛍光眼底造影（fluorescein angiography；FA）およびインドシアニングリーン蛍光造影（indocyanine green angiography；IA）とOCTAの有用性を比較しているが，滲出型AMD33眼のCNVの検出率はFAが87.9％，IAが84.9％，OCTAが96.8％で，病変検出率に有意な差はなく，造影剤を用いずにCNVの観察が可能なOCTAはAMDの診療に有用であると述べている．次にOCTAに求められるのは，CNVの正確な大きさ，網膜色素上皮（retinal pigment epithelium；RPE）の上下どの深さに存在するか（RPEより下にCNVが存在するtype1CNV かRPEより上にCNVが存在するtype2CNV）などCNVの状態を判定できるかである．上記したCNVの状態の捉え方（読影）について，自動層別解析の画像だけでなく，血流が表示されたBスキャンの画像と共にマニュアル解析でOCTAを読影することの重要性を解説してきたが[2〜5]，本稿では，AMD（典型AMD）とポリープ状脈絡膜血管症（polypoidal choroidal vasculopathy；PCV）の2症例のカラー眼底写真，FA，IA，従来のOCTを提示し，RTVue® XR™ Avanti™（Optovue社）で撮影されたOCTA画像の読影について解説する．

AMD（type1 + 2CNV）

　症例は，カラー眼底写真で黄斑部に網膜下出血を伴う灰白色病巣を示し，OCTでtype1CNVとtype2CNVの存在が示唆される（図1-1）．FAでは，Classic CNVとOccult CNVの造影所見を示し，IAでは，FAで示すOccult CNVの範囲より広くtype1CNVの所見を検出している（図1-2）．

1）自動層別解析のOuter Retina層のセグメンテーションでCNVの有無を確認する（図1-3）

　OCTAの強みは層別解析であり，現状の機種の自動層別解析で表示されるSuperficial層（表層），Deep層（深層），Outer Retina層（網膜外層），Choroid Capillary層（脈絡毛細血管板層）の4層のそれぞれの画像を読影するが，Outer Retina層

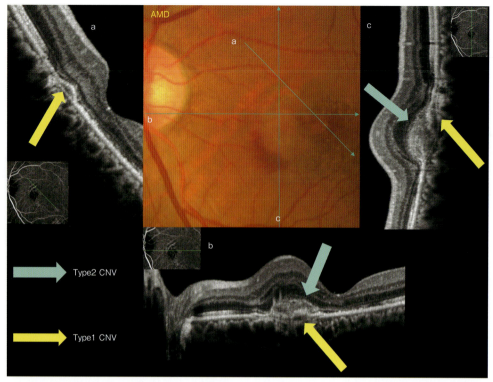

図1-1　AMD（type1＋2CNV）のカラー眼底写真 とOCT

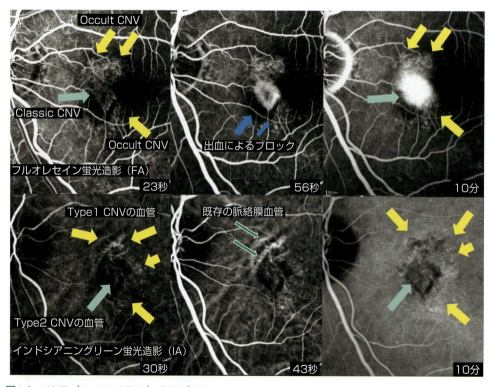

図1-2　AMD（type1＋2CNV）のFAとIA

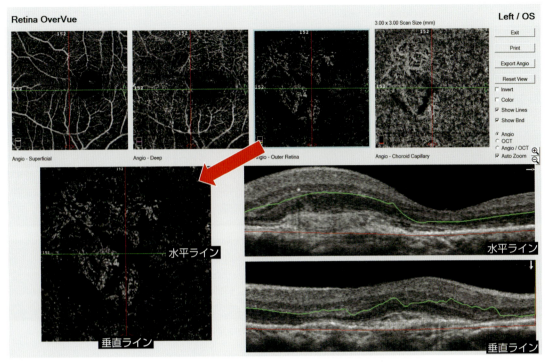

図1-3　AMD（type1＋2CNV）のOCTA自動層別解析：Outer Retina層
Outer Retina層のセグメンテーションでCNVの有無を確認する．FAとIAで検出されたCNVに一致した病巣を確認できる．

の画像は，網膜血管は正常では存在しないため，血管が描出されれば，AMDの症例であればCNVの存在が示唆される．RPEから網膜側に隆起したCNVが描出されるが，RPEより上にCNVが存在するtype2CNVだけでなく，RPEより下にCNVが存在するtype1CNVも隆起していれば描出される．本症例は自動層別解析のOuter Retina層のセグメンテーションで，FAとIAで検出されたCNVに一致した病巣を確認できる．

2）血流が表示されたBスキャンの画像と合わせて見る（図1-4）

OCTAは，血流を示した赤色部位を表示したBスキャンの画像の重ね合わせで構築されているので，この基となるBスキャンの画像を確認することで，CNV自体の血流がRPEより上の網膜下にあるのかRPEの下にあるのかを証明できる[6]．

3）水平ラインを移動させて，CNVの位置と深さを確認する（図1-4）

現行ではBスキャンの画像は水平ラインしか確認できないため，水平ラインを上下にずらすことでCNVの位置と深さを確認する．

4）Projection artifactの除去によりCNVのみ検出できるが，鮮明さに欠ける（図1-4）

実際にはその層に存在しない血管を描出してしまうProjection artifactは，読影を困難にさせる要因の一つである[7]．Bスキャンの画像でそれより浅層の同部位に血流を示唆する血管が存在すればProjection artifactによる偽血管の可能性が高い．本機種では，Outer Retina層では，Projection artifactの除去の有無が選択できるので，除

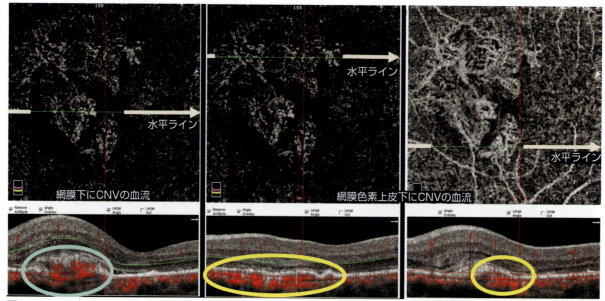

図1-4　AMD（type1＋2CNV）のOCTAマニュアル解析：Outer Retina層とChoroid Capillary層
①Bスキャンで血流を確認する．
②水平ラインを移動させて，NVの深さを確認する．
③Outer Retina層ではProjection artifactは除去されているので網膜血管の映り込みはない．Choroid Capillary層ではProjection artifactは除去されていないので網膜血管の映り込みがあるが，CNVの血管はより鮮明に描出されている．

去有りとすると網膜血管の映り込みはなくCNVのみの検出となるがCNVの一部も除去されており，鮮明さに欠ける．一方，Choroid Capillary層では，Projection artifactは，除去されていないので網膜血管の映り込みがあるが，CNVの血管はより鮮明に描出されている．Bスキャンの画像と共にOCTA画像を読影する癖がつくとProjection artifactによる偽血管はそれほど気にならなくなる．

ポリープ状脈絡膜血管症（PCV）

症例は，カラー眼底写真で黄斑部に出血を伴う橙赤色隆起病巣を示し，OCTで漿液性網膜剥離とフィブリンを伴う2つのRPEの急峻な隆起，異常血管網を示すダブルレイヤーサインを認める．IAでは，2つのポリープ状病巣は造影開始時期が異なり，共に後期に強い過蛍光を示し活動性が高いことを示唆する．後期に異常血管網は面状の過蛍光を示す（図2-1）．

1）自動層別解析のOuter Retina層のセグメンテーションで病巣の有無を確認する（図2-2）

PCVのポリープ状病巣と異常血管網はIAの所見となるが，OCTAでも病巣の検出が可能であり，多くの報告がある[8〜13]．OCTAで異常血管網は描出できるが，ポリープ状病巣の描出が困難な場合もある理由としてポリープ状病巣はRPEの隆起の程度がさまざまで，またRPEの隆起が平坦である異常血管網と同じ深さに存在しないことも多く，また2つ以上のポリープ状病巣の場合は存在する深さが異なっているため，OCTAでは，1つの画像で描出されない症例もある．本症例はIAで検出された異常血管網とポリープ状病巣に

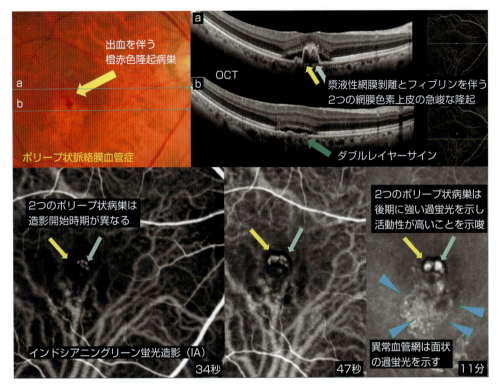

図2-1　PCVのカラー眼底写真，OCT，IA

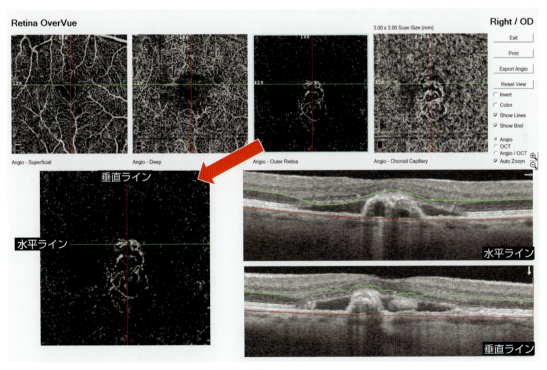

図2-2　PCVのOCTA自動層別解析：Outer Retina層
Outer Retina層のセグメンテーションで病巣の有無を確認する．IAで検出された異常血管網とポリープ状病巣に一致した病巣を確認できる．

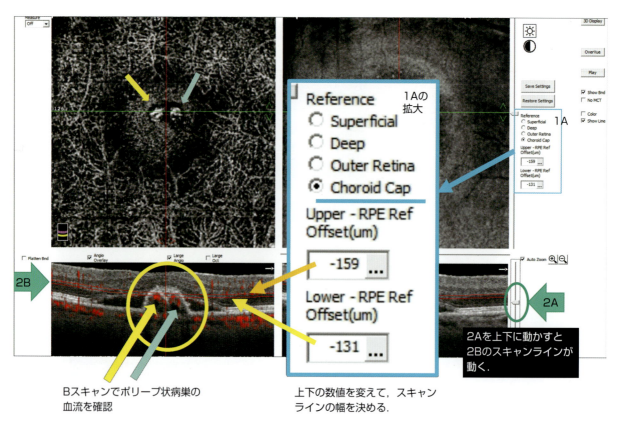

図2-3 PCVのOCTAマニュアル解析：Choroid Capillary層，スキャンラインの位置
セグメンテーションラインが直線となりやすいChoroid Capillary層を選択し，セグメンテーションラインを急峻に隆起した網膜色素上皮の上縁に合わせ，ポリープ状病巣のみを描出する．

一致した病巣を自動層別解析のOuter Retina層のセグメンテーションで確認できる．

2) Choroid Capillary層を選択し，セグメンテーションラインを急峻に隆起したRPEの上縁に合わせポリープ状病巣のみを描出する（図2-3）

セグメンテーションラインが直線となりやすいChoroid Capillary層を選択し（1A），急峻に隆起したRPEの上縁に合わせ，セグメンテーションラインを上方に動かし（2Aの位置を上下にずらすとセグメンテーションライン（2B）が上下に動く），ポリープ状病巣の血流のみを描出する．

3) スキャンラインの幅を広げることで病巣をより鮮明に描出する（図2-3，2-4）

セグメンテーションラインの上下の数値を変えて，幅を任意に広げることによりポリープ状病巣内の血管をより鮮明に描出する．さらに広げポリープ状病巣と異常血管網を同時に描出する．

4) 水平のスキャンラインを移動させて，異常血管網とポリープ状病巣の位置と深さを確認する（図2-4）

水平のスキャンラインを移動し，Bスキャンの画像で異常血管網の血流を確認する．ポリープ状病巣と異常血管網の存在する深さが異なることが確認できる．

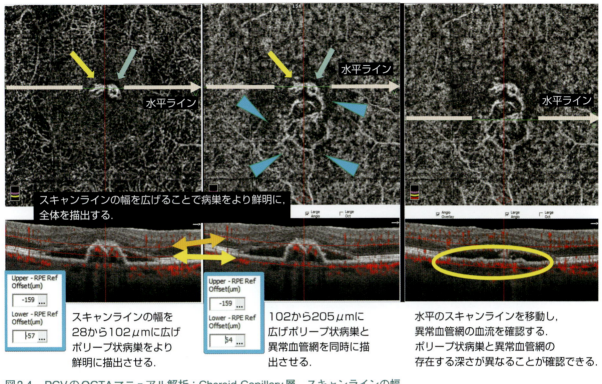

図2-4 PCVのOCTAマニュアル解析：Choroid Capillary層，スキャンラインの幅

5) 抗VEGF薬硝子体内投与後のOCTA経時的変化

アフリベルセプト硝子体注射（IVA）導入期3回終了1カ月後のカラー眼底写真で黄斑部の出血は吸収し，OCTで漿液性網膜剥離は消失し，鼻側の網膜色素上皮の急峻な隆起は低くなっている．IAでは，2つのポリープ状病巣は同時に造影され，耳側のポリープ状病巣は後期に強い過蛍光を示し活動性の残存を示唆し，異常血管網は面状の過蛍光を示す（図3-1）．OCTA Outer Retina層のセグメンテーションで病巣を確認するとIAで検出された異常血管網とポリープ状病巣の残存が確認できる．通常のOCTで滲出性変化はなく，活動性がないと判断されていても，IAを施行しなくてもOCTAでポリープ状病巣と異常血管網の残存を確認できる（図3-2）．IVA導入期3回終了1カ月後，IVA導入期3回終了3カ月後（漿液性網膜剥離再発のため再IVA施行），IVA導入期3回終了5カ月後（再IVA2カ月後，漿液性網膜剥離が悪化）の経時的変化をOCTAマニュアル解析で同一部位を確認すると，異常血管網の残存が確認でき，ポリープ状病巣内の血流の変化も確認できる（図3-3）．

おわりに

OCTAは，登場してから数年が経過し，新機種の登場，ソフトのバージョンアップにより，課題となっていたさまざまなアーチファクトは軽減され，各ラインのセグメンテーションもより正確にできるようになっているので，本稿の読影のメインであるマニュアル解析が不要となる時は近いであろう．

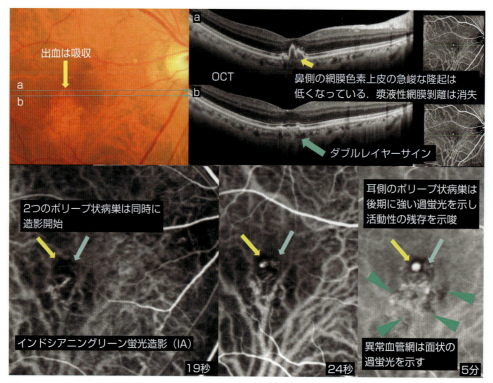

図3-1 PCV治療後，アフリベルセプト硝子体注射（IVA）導入期3回終了1カ月後のカラー眼底写真，OCT，IA

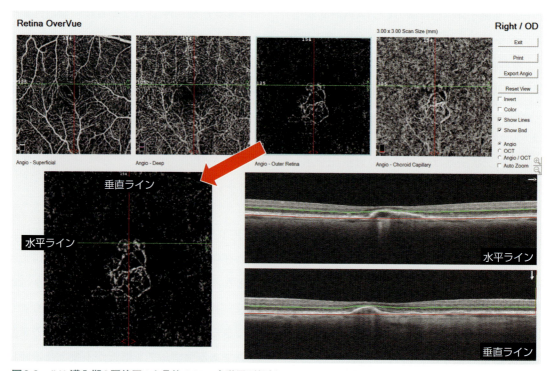

図3-2 IVA導入期3回終了1カ月後OCTA自動層別解析：Outer Retina層
Outer Retina層のセグメンテーションで病巣を確認する．IAで検出された異常血管網とポリープ状病巣の残存が確認できる．

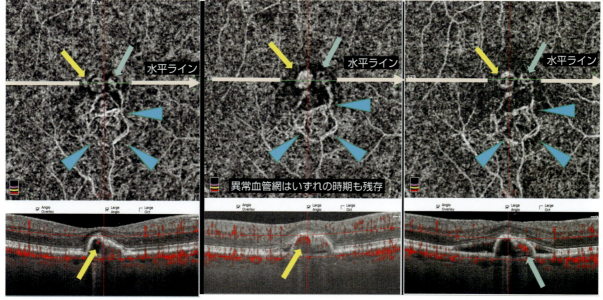

図3-3　IVA導入期3回終了1，3，5カ月後のOCTAマニュアル解析（同一部位の経時的変化）

文　献

1) 野崎美穂ほか．網脈絡膜疾患における光干渉断層血管撮影と蛍光眼底造影との有用性の比較．臨床眼科．71(5)，2017，651-9．
2) 森隆三郎．加齢黄斑変性への応用．眼科グラフィック．5(4)，2016，348-56．
3) 森隆三郎．OCT angiographyの黄斑部脈絡膜疾患への応用─脈絡膜新生血管の描出─．わかりやすい臨床講座．日本の眼科．87，2016，1596-1604．
4) 森隆三郎．光干渉断層血管撮影の加齢黄斑変性への応用．あたらしい眼科．34，2017，781-91．
5) 森隆三郎．脈絡膜新生血管．あたらしい眼科．34，2017，1669-78．
6) Coscas GJ, et al. Optical coherence tomography angiography versus traditional multimodal imaging in assessing the activity of exudative age-related macular degeneration：A new diagnostic challenge. Retina. 35, 2015, 2219-28.
7) Spaide RF, et al. Image artifacts in optical coherence tomography angiography. Retina. 35, 2015, 2163-80.
8) Miura M, et al. Noninvasive vascular imaging of polypoidal choroidal vasculopathy by doppler optical coherence tomography. Invest Ophthalmol Vis Sci. 56, 2015, 3179-86.
9) Inoue M, et al. Optical coherence tomography angiography of polypoidal choroidal vasculopathy and polypoidal choroidal neovascularization. Retina. 35, 2015, 2265-74.
10) Takayama K, et al. Comparison of indocyanine green angiography and optical coherence tomographic angiography in polypoidal choroidal vasculopathy. Eye. 31, 2017, 45-52.
11) Tomiyasu T, et al. Characteristics of Polypoidal Choroidal Vasculopathy Evaluated by Optical Coherence Tomography Angiography. Invest Ophthalmol Vis Sci. 57, 2016, 324-30.
12) Wang M, et al. Evaluating Polypoidal Choroidal Vasculopathy With Optical Coherence Tomography Angiography. Invest Ophthalmol Vis Sci. 57, 2016, 526-32.
13) Tanaka K, et al. Comparison of OCT angiography and indocyanine green angiographic findings with subtypes of polypoidal choroidal vasculopathy. Br J Ophthalmol. 101(1), 2017, 51-5.

2章 OCTA ③画像診断にチャレンジ！

4 近 視

丸子留佳　Ruka Maruko　　　　丸子一朗　Ichiro Maruko
東京女子医科大学 眼科学教室
〒162-8666　東京都新宿区河田町8-1

はじめに

　これまでの光干渉断層計（OCT）は組織の静的な形態を評価するものであって，血流のような動的な変化を観察するものではなく，フルオレセイン蛍光眼底造影（FA）やインドシアニングリーン蛍光眼底造影（IA）とはまったく別の検査であった．しかし，光干渉断層血管撮影（OCT angiography）の登場により，OCTで血流という動的変化を捉えることができるようになった．OCT angiographyの原理は，連続的に組織のOCT撮影を繰り返し，変化（位相変化または信号強度変化，もしくはその両者）のない静的シグナルを削除することで，変化のある動的シグナルのみを抽出することにある．網脈絡膜で変化するシグナルは通常血流のみであるので，血流像を構築し，FA画像やIA画像のように表示することができる．

　ただし，血流が観察できるからといってFAやIAと同等の情報が得られる訳ではなく，描出可能なものと描出不可能なもの，またOCT angiography特有のさまざまなアーチファクトがある．本稿では，正常眼のOCT angiographyでは描出不可能な脈絡膜の血流情報が，網膜色素上皮萎縮部位では描出されること，また強度近視眼においてはアーチファクトを逆に利用することで，脈絡膜の血流情報が描出可能な症例のあることをお示ししたい．

セグメンテーション

　OCTには，網脈絡膜の各層別にセグメンテーションを行い，それを網膜面に対して水平の断面像として表示するen-face OCTという技術がある．OCT angiographyではこのen-face技術を応用し，網膜から脈絡膜までの血流情報を深さ別にen-face画像として描出することができる．現在臨床応用されているOCT angiography装置では，セグメンテーションの位置を調整することで網膜表層，網膜深層，網膜外層，および脈絡毛細血管板の血流状態を表示していることが多い（図1）．正常眼の網膜表層と網膜深層は網膜血流が表示されるが，網膜外層には血管成分がないため何も描出されない．脈絡毛細血管板は白黒のまだら模様が描出される．この明暗のまだら模様はある程度脈絡毛細血管板の血流を反映していると考えられており，加齢に伴い暗い部分は増加する[1,2]．

　OCT angiographyでセグメンテーションの位置をマニュアルで脈絡毛細血管板よりもさらに深部の脈絡膜に合わせてみても，血流情報は描出されない（図2）．脈絡膜の間質は血流成分がない

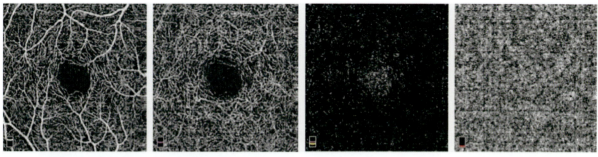

図1 正常眼のOCT angiography（3×3mm）
左から網膜表層，深層，外層および脈絡毛細血管板の各レベルでのOCT angiography．網膜表層レベルと網膜深層レベルでは網膜血流が表示されるが，網膜外層レベルでは何も描出されない．脈絡毛細血管板レベルでは白黒のまだら模様が描出される．

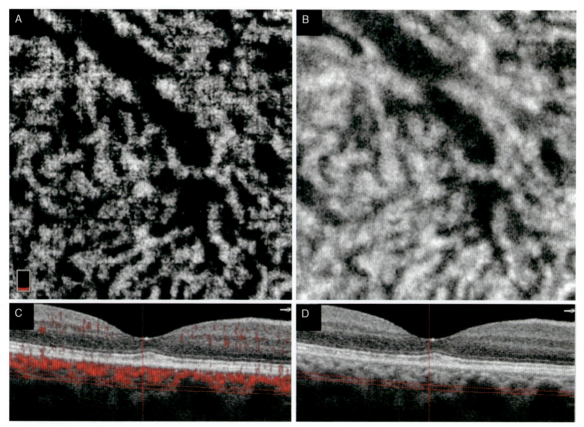

図2 正常眼の脈絡膜レベルのOCT angiography（3×3mm）
A：OCT angiography
B：En face OCT
C：OCT B-scan with flow
D：OCT B-scan
セグメンテーションをマニュアルで脈絡膜に合わせると，OCT angiographyではEn face OCTと同様に脈絡膜血管が黒く描出される．

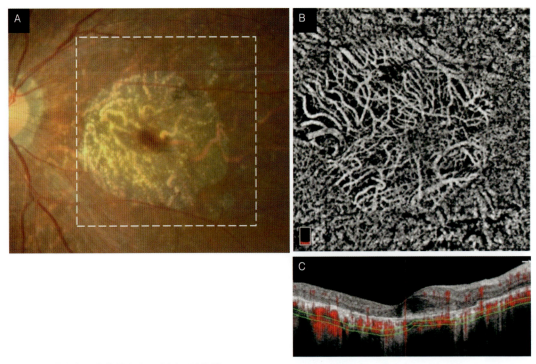

図3　網膜色素上皮萎縮をもつ症例の脈絡膜レベルのOCT angiography（6×6mm）
A：カラー眼底写真．カラー眼底写真上でOCT angiographyの撮影部位を白色の破線で囲った．
B：OCT angiography．
C：OCT B-scan with flow．セグメンテーションをマニュアルで脈絡膜に合わせると，網膜色素上皮の萎縮部位でのみ脈絡膜血流が描出される．

ことから，当然OCT angiographyで動的シグナルは描出されない．一方，脈絡膜血管の管腔内は血流が豊富なため動的シグナルとして描出されてもおかしくないが，実際には描出されない．その理由について，次に述べたい．

網膜色素上皮で起こるOCT光源のシグナル減衰

SpaideらはOCT angiographyにおけるアーチファクトに関する論文で，網膜色素上皮萎縮部位ではOCT angiographyが脈絡膜血流を描出していることを指摘している[3]．その他にも萎縮型AMDでみられる地図状萎縮（GA）の部位で深部の脈絡膜血流が描出されているとの報告がある[4, 5]．

われわれは網膜色素上皮萎縮をもつさまざまな症例をOCT angiographyで観察した[6]．網膜色素上皮の正常および萎縮部位を同時に撮影し，セグメンテーションを脈絡膜に合わせてみると，網膜色素上皮の萎縮部位で描出されている血流ありと判断される脈絡膜血管が，網膜色素上皮の正常部位ではまるで血流がないかのように観察される（図3）．

OCT angiographyは，とりわけシグナルの低い部位では偽陽性の血流シグナル（存在しない血流情報を表示してしまう）を示すfalse flow artifactが起こりやすい．誤った情報表示を防ぐため

に，OCT angiographyでは閾値化が行われ，血流情報の画像化の過程である一定以上のシグナルのみをデータとして検出する処理が行われる．これは裏を返せば，実際に血流が存在していても，シグナルの低い血流は情報として画像化されない偽陰性が起こるということでもある．つまり，現行のOCT angiographyでは網膜色素上皮が正常の部位ではOCT光源が網膜色素上皮に遮られているため，脈絡膜血管からの血流情報は描出される閾値までシグナル変化が生じず，血流がないかのように暗く写ると考えられる．網膜色素上皮の萎縮がある部位では，脈絡膜血管からのOCTシグナルが増強しており，血流のシグナル変化が描出される閾値を超えるため，脈絡膜血管が描出されるのである（図3）．

Projection artifact

Projection artifactはOCT angiographyを理解する上で最も重要なアーチファクトのうちの一つである．OCT angiographyは基本的に赤血球の動きを検出している．血管腔内に入射したOCT光源は赤血球に照射し，赤血球の動きに伴って起こるシグナル変化を血流として検出する．血管の後方に光の影を映すスクリーン様の一様の組織がある場合は，赤血球の影も動き，シグナル情報として捉えられてしまう．つまりProjection artifactとは，実際に血流があるのは一箇所であるのに，その後方の一様の組織上でも血流情報があるかのように表示されてしまうアーチファクトである．現行のOCT angiography装置にはこのProjection artifactを軽減する機能（Remove Artifacts）がついているが，この機能をオフにした状態でセグメンテーションラインを網膜色素上皮に合わせると，網膜色素上皮上にあるはずのない網膜全層の血流成分が，網膜色素上皮上にあるかのように描出される（図4）．網膜色素上皮はOCTで高反射帯として描出される網膜色素上皮細胞がtight junctionでつながった一様の組織であり，OCT angiographyではOCT光源の反射帯として働くためである．

OCT angiographyで層別解析をする際の注意点として，深部の所見を観察するときはより表層の画像を確認し，同様の血流情報が表示されていないかを確認し，表示されている場合はProjection artifactを考慮する必要がある．網膜は脈絡膜より表層にあることから，脈絡膜血流観察においては，網膜すべての層の血流が網膜色素上皮によるProjection artifactを起こす可能性があり，OCT angiographyの層別解析で脈絡毛細血管板の層に描出される血流が網膜血流である場合もある（図5）．

強度近視眼における脈絡膜・強膜観察

強度近視眼は眼軸が長いために網膜，脈絡膜，強膜のすべての組織の菲薄化が起こり，それによりさまざまな眼合併症が生じる．OCTでの脈絡膜観察が一般化する前から強度近視眼で脈絡膜が薄いことが指摘されていたが，OCTの登場により，強度近視眼における脈絡膜の菲薄化が注目を集めることになった．また，OCT観察でもう一つ注目されるのは強膜が鮮明に描出されていることである．症例によっては強膜全層が描出され，しかも強膜はその組織的な特徴もあって一様の高反射帯として描出されている．症例によっては，そのさらに奥の眼窩脂肪まで観察できる場合もある[7]．

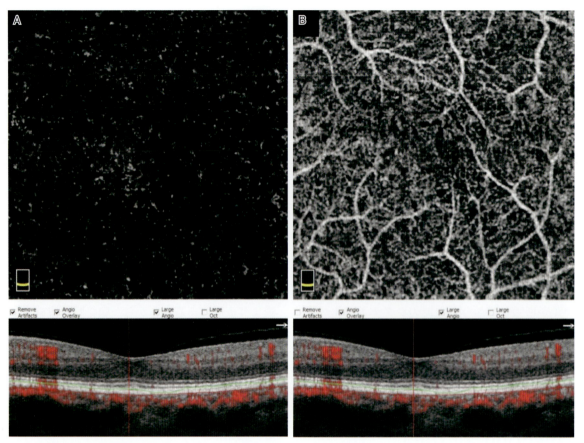

図4 Remove Artifacts機能をオン，オフにした網膜色素上皮レベルのOCT angiography（3×3mm）
A，B：同一症例の網膜色素上皮レベルでのOCT angiographyとOCT B-scan with flow（A：Remove Artifactsオン，B：Remove Artifactsオフ）．Remove Artifacts機能をオフにすると，網膜色素上皮上にあるはずのない網膜全層の血流成分が，網膜色素上皮上にあるかのように描出される．

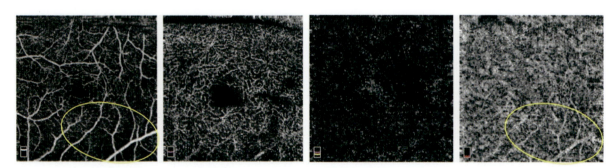

図5 脈絡毛細血管板レベルのOCT angiography（3×3mm）における網膜色素上皮のProjection artifact
左から網膜表層，深層，外層および脈絡毛細血管板の各レベルでのOCT angiography（オートセグメンテーション）．脈絡毛細血管板レベルに一部網膜血流が映り込んでいる（黄楕円）．脈絡毛細血管板レベルでセグメンテーションエラーが起きて網膜色素上皮が一部入り込み，網膜色素上皮によるProjection artifactが起こったと考えられる．

強度近視眼の OCT angiography

　強度近視眼のOCT angiographyを撮影すると，明らかな網膜色素上皮萎縮がないにも関わらず脈絡膜血流が描出されることがある．強度近視眼では正常眼より網膜色素上皮が萎縮しており，網膜色素上皮でOCT光源のシグナルが減衰しにくい可能性はある．しかしOCTで網膜色素上皮の輝度が高く，幅も十分にある症例であっても，OCT angiographyで脈絡膜血流が描出されている場合もあり，網膜色素上皮だけがその理由とは考えにくい．

　脈絡膜血流が描出される症例のOCT angiographyの元データをみてみると，脈絡膜が極端に菲薄化していることが多く，脈絡毛細血管板レベルでのセグメンテーションでは脈絡膜が追いきれず，強膜側までその位置がずれていることがある．セグメンテーションエラーが起きて強膜が層別解析され，血流情報が描出されることは，強膜に血流がなければ起こり得ないはずである．何が起こっているかを理解するには，先述したProjection artifactを思い出す必要がある．繰り返しになるが，Projection artifactは，血流情報が描出された組織の後方の反射帯に，あたかも同様の血流情報があるかのように描出されてしまうアーチファクトであり，例として網膜色素上皮に映し出される網膜血流を挙げた（図4）．これは網膜色素上皮が光反射を起こす一様の組織であり，網膜血管に入射したOCT光源を反射するために起こるアーチファクトである．強膜は組織学的に膠原線維と弾性線維から成る密な結合組織であることから，強膜が網膜色素上皮と同様にOCT光源の反射帯となる可能性がある．

　この仮定のもとにわれわれは，強度近視54例92眼においてセグメンテーションを強膜側にずらしてOCT angiographyを観察した[8]．その結果，約半数の41眼（44.6％）で脈絡膜血流が観察できた．セグメンテーションを脈絡膜に合わせても脈絡膜血流は描出されないため，通常は強度近視で網膜色素上皮の萎縮はない，もしくは軽微であると考えられ，セグメンテーションを強膜に合わせることでのみ脈絡膜血流が描出される（図6）．ただし上記の通り全例で描出できたわけではなく，描出される例とされない例で比べてみると，描出される例では中心窩脈絡膜厚が有意に薄い結果であった（描出例50.3 ± 42.2μm vs 非描出例100.3 ± 44.4μm, $P<0.01$）．つまり脈絡膜が相当に薄い症例でないと脈絡膜血流は描出されない．加えてこの方法はある程度の厚みの範囲の血流情報を一様の組織に映し出す特性上，脈絡膜血流は描出されるものの，OCT angiographyのもつ特徴の一つである深さ情報（脈絡膜のどの部位の血流なのか）が失われてしまう欠点もある．

おわりに

　強度近視眼は眼底検査のみならず，さまざまな装置における眼底撮影に困難がつきまとうことが多い．今回の研究で対象となった強度近視眼において，OCT angiographyでのセグメンテーションエラーは7割を超えていた．ただそれによって強膜上に映し出された脈絡膜血流を見つけることができた．通常のOCTにおいても強度近視眼の特殊性を理解，観察することによって新たに分かってきたことは多い．われわれの別の研究では眼軸長35.8mmと29.5mmの強度近視眼のOCT angiographyにおいて球後血管の血流を描出できたことを報告している[9]（図7）．

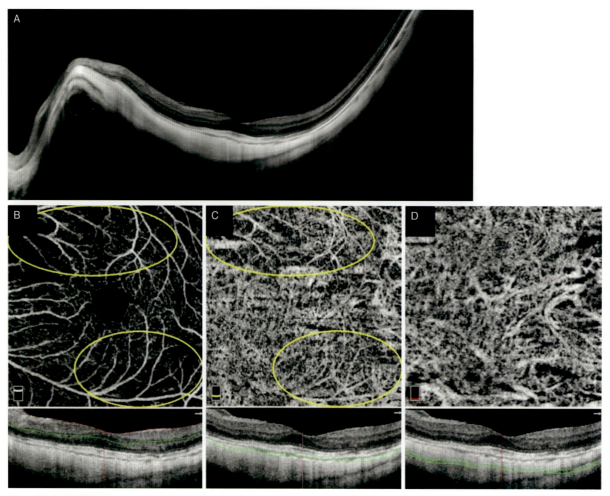

図6 強度近視眼のOCT angiography（3×3mm）
A：OCT. 脈絡膜が極端に菲薄化し，強膜が全層にわたって描出されている．
B：網膜表層レベルのOCT angiographyとOCT B-scan．
C：脈絡膜レベルのOCT angiographyとOCT B-scan．マニュアルで脈絡膜にセグメンテーションを合わせても脈絡膜血流の描出は不良．一部セグメンテーションエラーが起き，網膜色素上皮のProjection artifactによって網膜血流が映り込んでいる（黄楕円）．
D：強膜のOCT angiography．マニュアルで強膜にセグメンテーションを合わせると，強膜のProjection artifactによって脈絡膜血流が描出される．

　今回は，描出不可能とされていた脈絡膜血流を，網膜色素上皮の萎縮部や，OCT angiographyで取り除くべきものと認識されていたProjection artifactを逆応用して強度近視眼で描出可能にする研究を紹介した．また症例によっては強度近視眼で球後血管の血流をも描出できることをお示しした．OCT angiographyは新しい検査機器であり，現時点では描出不可とされている事象も，アイデア次第で描出可能になる可能性がある．

　OCT angiographyは網膜血流評価においてFAの代用機器として注目を集めている．OCT angiographyでは今のところ脈絡膜血流を単純には描出できないことから，現時点では脈絡膜血流評価に関してOCT angiographyをIAの代わりにすることは難しいが，今後の技術向上やあたらしいアイデアが解決してくれることを期待したい．

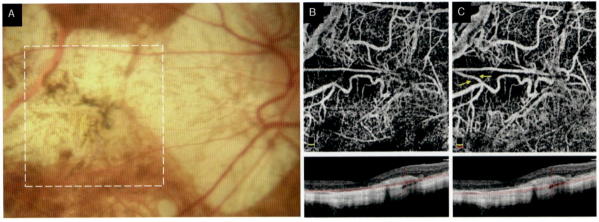

図7 強度近視＋網膜色素上皮萎縮をもつ症例におけるOCT angiography（3×3mm）での球後血管の血流描出
A：カラー眼底写真．カラー眼底写真上でOCT angiographyの撮影部位を白色の破線で囲った．
B：脈絡膜レベルのOCT angiographyとOCT B-scan．網膜色素上皮の萎縮部位で脈絡膜血流が描出される．
C：強膜レベルのOCT angiographyとOCT B-scan．一部脈絡膜レベルでは描出されない血流（強膜を貫く球後血管の血流）が描出される（黄矢印）．

文　献

1) Spaide, RF. Choriocapillaris Flow Features Follow a Power Law Distribution : Implications for Characterization and Mechanisms of Disease Progression. Am J Ophthalmol. 170, 2016, 58-67.
2) Spaide RF. Ising model of choriocapillaris flow. Retina. 38(1), 2018, 79-83.
3) Spaide RF, et al. Image artifacts in optical coherence tomography angiography. Retina. 35(11), 2015, 2163-80.
4) Waheed NK, et al. Optical Coherence Tomography Angiography of Dry Age-Related Macular Degeneration. Dev Ophthalmol. 56, 2016, 91-100.
5) Kvanta A, et al. Optical coherence tomography angiography of the foveal microvasculature in geographic atrophy. Retina. 35(7), 2017, 936-42.
6) Maruko I, et al. Choroidal blood vessels in retinal pigment epithelial atrophy using optical coherence tomography angiography. Retin Cases Brief Rep. 13(1), 2019, 88-93.
7) Maruko I, et al. Morphologic analysis in pathologic myopia using high-penetration optical coherence tomography. Invest Ophthalmol Vis Sci. 53(7), 2012, 3834-8.
8) Maruko I, et al. Choroidal blood flow visualization in highly myopia using a projection artifact method in optical coherence tomography angiography. Retina. 37(3), 2017, 460-5.
9) Maruko I, et al. Detection of retrobulbar blood vessels in optical coherence tomography angiographic images in eyes with pathologic myopia. Am J Ophthalmol Case Rep. 4(4), 2016, 74-7.

2章 OCTA ③画像診断にチャレンジ！

5 緑内障

五十嵐 遼子　Ryoko Igarashi
新潟大学大学院医歯学総合研究科 生体機能調節医学専攻
感覚統合医学講座 視覚病態学分野
〒951-8510 新潟市中央区旭町通1-757

はじめに

2011年6月に緑内障診療ガイドライン第3版[1]において，眼底三次元画像解析装置（optical coherence tomography；OCT）を用いた緑内障診断の意義についてはあくまで補助的に用いられるものとして初めて詳述されたが，このほど改定された第4版[2]においては，前視野緑内障においては画像解析装置による診断が主体となると記載された．このように，OCTの機器の進歩やそれを用いた診断技術の向上などにより，緑内障診断における定量性を評価できるOCT検査の意義は確実に高まりつつある．また，現在光干渉断層血管撮影（optical coherence tomography angiography；OCTA）が新たに登場し，視神経乳頭部や黄斑部の血管密度の解析が機能障害と関連する報告も増加してきている[3～6]．本稿では，現在報告されている結果に基づいた視神経乳頭部や黄斑部の緑内障におけるOCTA画像読影のポイントについてまとめた．

視神経乳頭部における OCTA 読影のポイント

現在の緑内障におけるOCTAの研究については，視神経萎縮における血管の脱落を解析するところから始まり視神経乳頭部や乳頭周囲部について多くの報告[3～5]がなされ，この部分での血管密度の減少と視野障害について関連が認められているが，まず緑内障でのOCTAでの層別評価について説明する．AngioVue™（OptoVue）で撮影したOCTAでは，浅層からnerve head，vitreous，特異的な血管網である放射状傍乳頭毛細血管（radial peripapillary capillaries；RPC），choroidの層別に描出される（図1）．視神経乳頭内では乳頭内毛細血管の消失が検出されるが，セグメンテーションエラーが容易に起こることがあり，乳頭内血管の観察方法については不完全であることに注意が必要である．われわれは最近，OCTAで撮影されたperipapillary flow dencity（PFD）とOCTにて機械的に測定したRPC消失角度，retinal nerve fiber layer defect（NFLD）角度との相関をとり，乳頭周囲血管密度の低下がさまざまな形態変化や機能と関連しているという結果を報告した（図2，3）[7]．領域別に解析しても鼻側以外は有意に相関しているという結果であった．つまり，OCTAにて緑内障患者で視神経乳頭周囲部の血管密度の減少を認めた場合，NFLDや視野障害と相関している可能性が高いため，これらを総合的に判断し診断の参考所見とすることがよいと思われる．

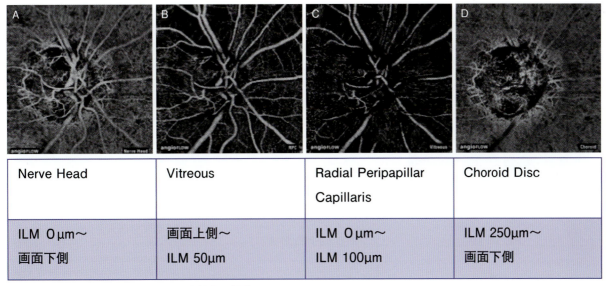

図1 OCTAによる乳頭内・乳頭周囲血管網の観察
乳頭内・乳頭周囲部では，乳頭内毛細血管（Intra papillary capillaries；IPC）と放射状傍乳頭毛細血管（Radial parapapillary capillaries；RPC）が観察される．B，CではIPCを観察可能であり，Dでは乳頭より放射状に広がるRPCを観察することができる．

黄斑部におけるOCTA読影のポイント

　黄斑部の撮影では，網膜浅層，深層，網膜外層，脈絡膜が撮影される（図4）．緑内障の変化は網膜内層が主であり，OCTAによる血管網の観察はまず浅層，次に深層を読むことがよい．また，血管密度などが計算されるが現在のソフトは黄斑疾患を想定しており，対して緑内障は神経線維層に沿った変化が主体であるので，緑内障による変化を想定した血管密度計測ソフトウェアの開発が期待される．図5は当科での症例であるが，視野正常部位に比して緑内障性視神経障害部位，視野障害部位では毛細血管網の血管密度シグナルが低下しているのがわかる（図5B，C：ピンク矢頭）．黄斑部無血管領域（foveal avascular zone；FAZ）の領域についても，中心視野が障害を受けている部位では血管密度減少部位とFAZ領域の低シグナル部位として連続している（図5C：矢頭）．緑内障におけるFAZについては，韓国からFAZと中心視野障害について相関が見られたとの報告がなされた[6]が，当科でも同様な検討を加え，昨年の緑内障学会にて報告した[8]．黄斑部においては今後FAZとの関連にも注目していくべきであろう．

おわりに

　マニュアルとは本来，標準化，体系化してまとめられるべきものであるが，緑内障におけるOCTAの所見はいまだ現象を捉えているに過ぎず，その病態生理に対する意義の解明は今後の課題である．しかしOCTA検査の簡便さと非侵襲性を考えれば今後も診療の場でさらに活用されていくことが考えられ，その多数の結果を解析することにより，緑内障の血流異常と視機能との関連に関してその臨床的意義が解明されることが期待される．

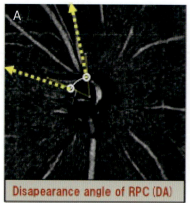
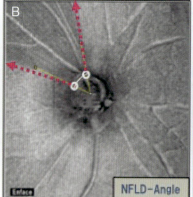
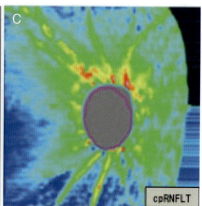
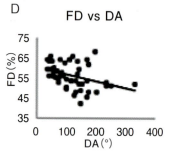
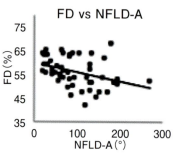
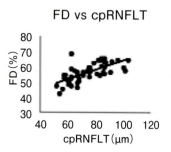
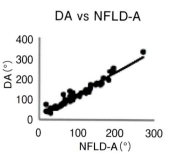

図2 広義開放隅角緑内障のPeripapillary flow dencity（PFD），radial peripapillary capillaries（RPC）消失角度，retinal nerve fiber layer defect（NFLD）角度，網膜内層厚，視野の相関（文献7より改変引用）

OCTAにて視神経乳頭を撮影し，その画像をImage Jを用いて計測を行った．RPC消失領域およびNFLDがある乳頭縁（白円）を決定し，乳頭中心からこの2点に向かって直線を引き，この2本の直線がなす角度をOCTA上のRPC消失角度（A：黄矢印），Enface Image上のNFLD角度（B：赤矢印）とした．また同部位をOCTにて撮影し，自動領域分割された部位における計測値をcircumpapillary retinal nerve fiber layer thickness（cpRNFLT）（C）とした．

D：計測したA，B，Cそれぞれの領域における同部位の血管密度との相関関係を表すグラフ．すべて有意な相関関係を認めている．

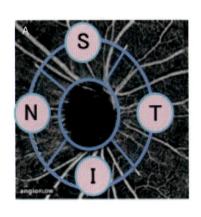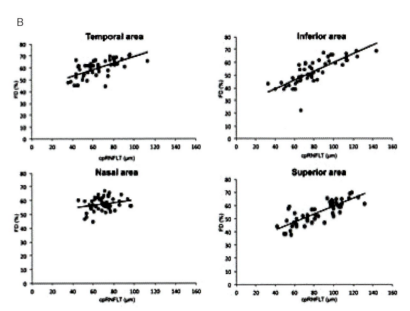

図3 乳頭周囲領域別のPFD, RPC消失角度, NFLD角度, 網膜内層厚, 視野の相関（文献7より改変引用）
A：図1での解析をさらに乳頭周囲部において4分割して解析した．OCTAのAngio discモードで乳頭解析すると図の青線のように6分割される．その上方2領域を上方（S），下方の2領域を下方（I），耳側（T），鼻側（N）に分割した．
B：続いて3D-OCTの乳頭マップモードにて，自動で分割された4分割の領域をそれぞれ対応させて解析し縦軸をFD，横軸をcpRNFLTとして相関関係を求めた．鼻側以外で有意な相関関係を認めた．

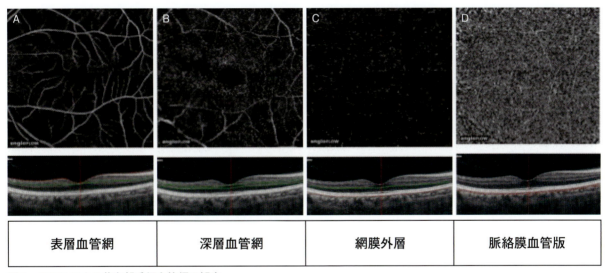

図4 OCTAによる黄斑部毛細血管網の観察
黄斑部の撮影では，網膜浅層（A），深層（B），網膜外層（C），脈絡膜（D）が撮影される．網膜外層では，正常では血管組織を認めない．

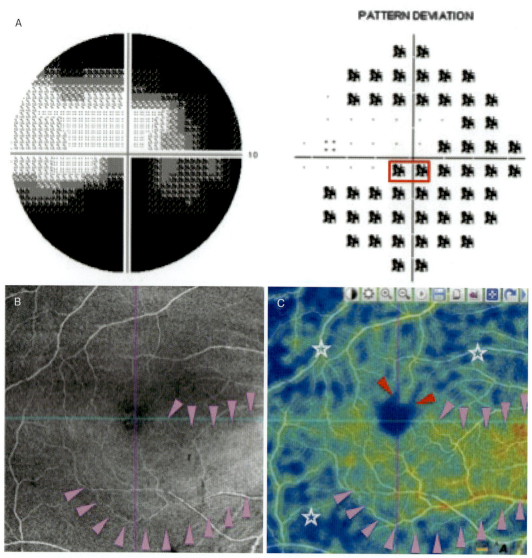

図5 緑内障患者における視野，OCT，OCTAの対応（68歳男性，正常眼圧緑内障）

A：ハンフリ-10-2（下段）の視野．左はグレースケール．右はパターン偏差．下半視野において中心視野障害を認めている（赤枠）．

B：OCTAでの黄斑部En Faceイメージ．残存視野と一致した領域（ピンク矢頭）の外側は広範なNFLDとして描出されている．

C：黄斑部OCTA血管密度カラー表示マップ．En Faceイメージ，残存視野と一致した領域（ピンク矢頭）での血管密度は保たれている．ハンフリ-10-2にて中心視野障害を示している上方の黄斑部無血管領域（foveal avascular zone；FAZ）の辺縁からFAZの拡大，変形が見られている（赤矢頭）．周辺部の視野障害位領域では広範に血管密度の減少が描出されている（白星印）．

文 献

1) 日本緑内障学会緑内障診療ガイドライン作成委員会. 緑内障診療ガイドライン（第3版）. 日本眼科学会雑誌. 116, 2012, 7-30.
2) 日本緑内障学会緑内障診療ガイドライン作成委員会. 緑内障診療ガイドライン（第4版）. 日本眼科学会雑誌. 122, 2018, 5-53.
3) Yarmohammadi A, et al. Optical Coherence Tomography Angiography Vessel Density in Healthy, Glaucoma Suspect, and Glaucoma Eyes. Invest Ophthalmol Vis Sci. 57 (9), 2016, OCT451-9.
4) Holló G. Vessel density calculated from OCT angiography in 3 peripapillary sectors in normal, ocular hypertensive, and glaucoma eyes. Eur J Ophthalmol. 26(3), 2016, e42-5.
5) Akagi T, et al. Microvascular Density in Glaucomatous Eyes with Hemifield Visual Field Defects；An Optical Coherence Tomography Angiography Study. Am J Ophthalmol. 168, 2016, 237-49.
6) Kwon J, et al. Alterations of the Foveal Avascular Zone Measured by Optical Coherence Tomography Angiography in Glaucoma Patients With Central Visual Field Defects. Invest Ophthalmol Vis Sci. 58(3), 2017, 1637-45.
7) Igarashi R, et al. Optical coherence tomography angiography of the peripapillary capillaries in primary open-angle and normal-tension glaucoma. PLoS One. 12(9), 2017, e0184301.
8) 五十嵐遼子. 緑内障における黄斑部血流と視野の解析. 第28回緑内障学会抄録集シンポジウム6, p97, 2017.

3章

︙

OCT・OCTAアトラス

3章 OCT・OCTAアトラス　①OCT（前眼部）

1 角膜疾患と角膜移植

相馬剛至　Takeshi Soma
大阪大学大学院医学系研究科 眼科学
〒565-0871　大阪府吹田市山田丘2-2

1 混濁部位の観察

前眼部OCTを用いた周辺虹彩癒着の観察

高度な角膜実質混濁眼に対して全層角膜移植（penetrating keratoplasty；PKP）を行う場合，術前に虹彩癒着の有無およびその範囲を評価しておくことは癒着解離ならびに瞳孔形成の必要性やサイドポートの作製位置の決定に重要である．

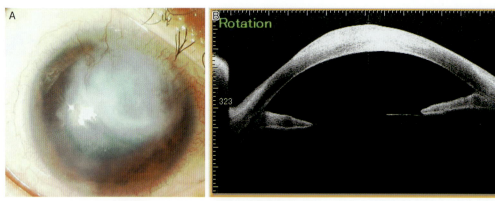

A：高度な実質瘢痕および浮腫のため前房内の透見が一部不良である．
B：スリットランプでは観察できない周辺虹彩癒着が前眼部OCT（SS-1000）で描出されている．

2 高倍率による観察

前眼部OCTによる実質混濁深度の評価

角膜ジストロフィや角膜実質に瘢痕を有する症例においては，混濁の深度を評価することが，エキシマレーザーによる治療的角膜切除を行うか，automated lamellar therapeutic keratoplasty（ALTK）もしくは表層層状角膜移植（anterior lamellar keratoplasty；ALK）を行うかの術式決定に有用である．

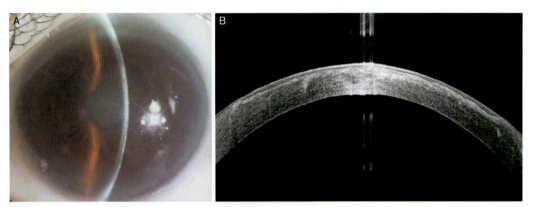

A：格子状角膜ジストロフィ眼の前眼部写真．
B：前眼部OCT（RTvue-100）像にて実質混濁の深度評価が可能である．

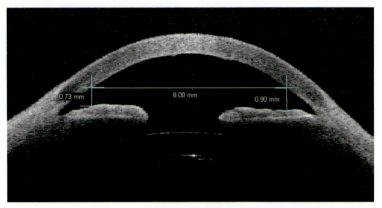

直径8mmにおける前房深度を測定し，角膜内皮移植の適応を評価する．

3 測量および角膜形状解析

1) 前眼部OCTによる全角膜厚マップ

厚み情報はマップ表示が可能であり，ALKや深層層状角膜移植（deep anterior lamellar keratoplasty：DALK）施行時には，全角膜厚のマップ表示から菲薄化部位をあらかじめ把握した状態で手術に臨むことができる．

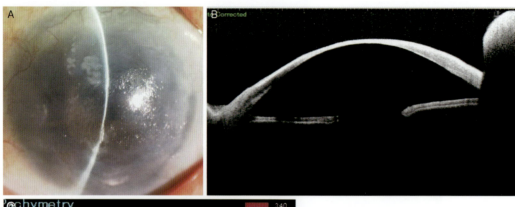
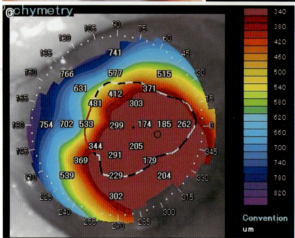

A：眼類天疱瘡患者における前眼部写真．角膜中央から下方にかけて特に菲薄化が強い．
B：前眼部OCTによる断層像．
C：前眼部OCTによる角膜厚カラーマップ．菲薄化部位の把握が容易である．

2) RTVueを用いた角膜上皮厚マップ

RTvue-100では全角膜厚に加えて，上皮厚のマップ表示機能が搭載されている．

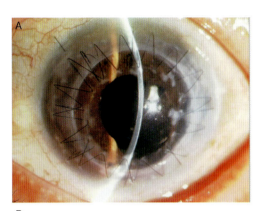

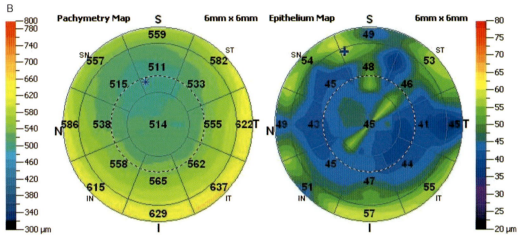

A：全層角膜移植後眼のスリット写真．
B：同症例における全角膜厚（左）と上皮厚（右）のカラーマップ表示．

3章 OCT・OCTA アトラス　①OCT（前眼部）

2 角膜形状の評価

森 秀樹　Hideki Mori
東京医科大学臨床医学系 眼科学分野
〒160-0023　東京都新宿区西新宿6-7-1

1 Elevation Map

前眼部OCT型角膜トポグラファーの角膜形状マップ

　前眼部OCTはElevation based topographerである．原理的に前眼部OCTは角膜の高さの測定が正確に行えるため，多様なMap表示のなかでもElevation Mapがより正確である．

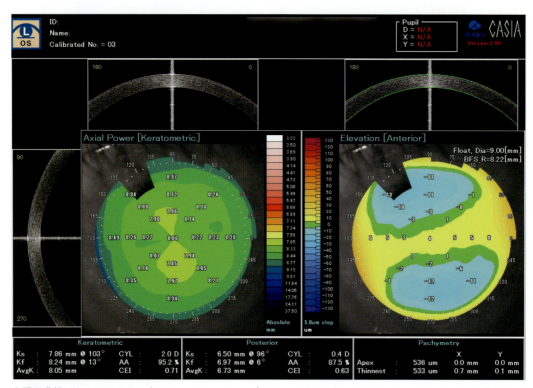

角膜正乱視のケースである．左のカラーコードマップはAxial mapで右はElevation mapである．角膜曲率半径Ave-Kと基準球面の曲率半径（BFS-R）を拡大して示している．

2 BFS-R

強度円錐角膜の角膜形状

Elevation Mapは「基準球面」に対する高さの差がMap表示されるが，この「基準球面」は一般にBest fit sphere（BFS）と呼ばれている．BFSは最小自乗法によって角膜に最もフィットする球面として求められ，その曲率半径であるBFS-Rがパラメータとして表示される．このBFS-Rはハードコンタクトレンズ処方において第1選択のベースカーブとして利用できる．

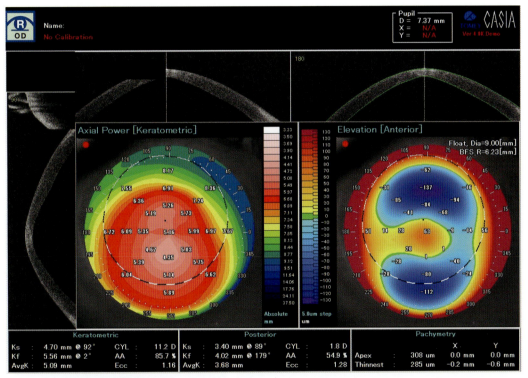

Ave-Kが5.09の強度円錐角膜でBFS-Rは6.23である．

3章 OCT・OCTA アトラス　①OCT（前眼部）

3 角膜不正乱視

根岸一乃　Kazuno Negishi
慶應義塾大学医学部 眼科学教室
〒160-0016　東京都新宿区信濃町35

1 角膜手術後眼の角膜形状の評価

エキシマレーザー治療的角膜切除術（PTK）後の角膜のOCT画像とその解析結果

　前眼部OCTは角膜前後面のデータが取得でき，高度の不正乱視でも評価可能で，角膜浮腫や瘢痕のある症例でも有効であるという点で，角膜手術後眼の角膜形状の評価には他の機器より有利であると考えられる．

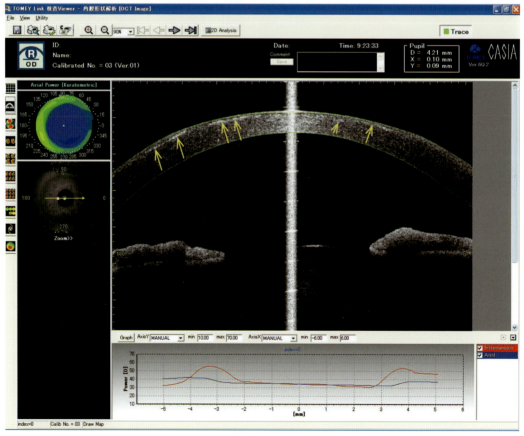

エキシマレーザー治療的角膜切除術（PTK）後の角膜のOCT画像（SS-1000, Tomey）．

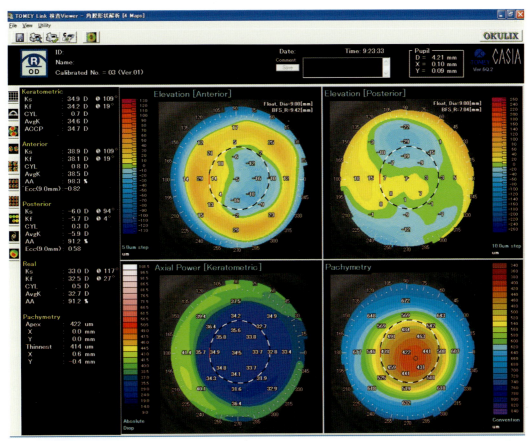

同眼の角膜形状解析結果（SS-1000, Tomey）. 角膜混濁（左ページの図黄矢印）にほとんど影響されず，角膜後面データの解析が可能である.

3章 OCT・OCTA アトラス　①OCT（前眼部）

4 前眼部偏光OCT

福田慎一　Shinichi Fukuda
筑波大学医学医療系 眼科
〒305-8575　茨城県つくば市天王台1-1-1

1 偏光OCTと円錐角膜診断

正常眼と円錐角膜における角膜のen face 偏光位相差画像

　前眼部光干渉断層計（OCT）は，角膜，前房，虹彩，結膜など前眼部の構造物の形態を正確かつ詳細に観察することが可能となった．しかし，従来のOCTでは原理的に組織の形状以外の情報を評価することは困難である．偏光OCTは組織内部の質的性状の評価を可能とする新しい技術であり，プローブ光および参照光の偏光状態のいくつかを組み合わせてOCT画像を計測し，得られた画像から複屈折分布を算出するのが偏光OCTである．偏光OCTを用いて前眼部組織の偏光位相差（phase retardation）を測定し，複屈折の変化を評価することによって，コラーゲン線維の配向・密度といった，従来のFD-OCTでは得られない組織内部の質的情報を取得することが可能となる．

　円錐角膜は非炎症性の変性疾患であり，角膜の突出非薄化を特徴とする．円錐角膜の診断には角膜の形状変化を表すさまざまなパラメータの測定が有用である．これに加えて，角膜組織の質的情報を得ることができれば，円錐角膜の診断能力が向上すると予想される．すなわち角膜のコラーゲン線維は複屈折性を持つため，角膜の形状変化が起こる前のわずかなコラーゲン線維の変化を偏光OCTで捉えることができれば，より早期の円錐角膜を検出できるのではないかと考えられる．偏光OCTは，通常の前眼部OCTと同様の形態情報も同時に取得可能であり，組織内部のコラーゲン線維の変化に関する情報を組み合わせることで，より総合的な判断が可能となる．

　角膜の偏光位相差を円錐角膜，円錐角膜疑い（片眼性の円錐角膜の僚眼で，細隙灯顕微鏡検査所見が無いもの），正常眼で比べた[1]．正常眼では角膜の偏光位相差は一様であり，シグナルの上昇がない．一方，円錐角膜では偏光位相差に偏りが見られるほか，シグナルが上昇している．円錐角膜が重症になるほど複屈折性が大きくなり，シグナルはまだら模様になる．

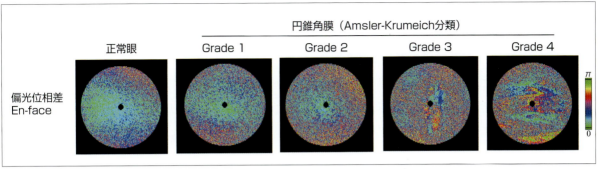

（文献1より）

2 forme fruste keratoconus

細隙灯顕微鏡検査所見でもトポグラフィーでも角膜前面に円錐角膜様変化が見られない forme fruste keratoconusにおける偏光OCT画像

　片眼性の円錐角膜患者の正常な僚眼で，細隙灯顕微鏡検査所見でもトポグラフィーでも変化が見られないものをforme fruste keratoconusというが，forme fruste keratoconusにおいても偏光位相差が明らかに変化していた例がある．

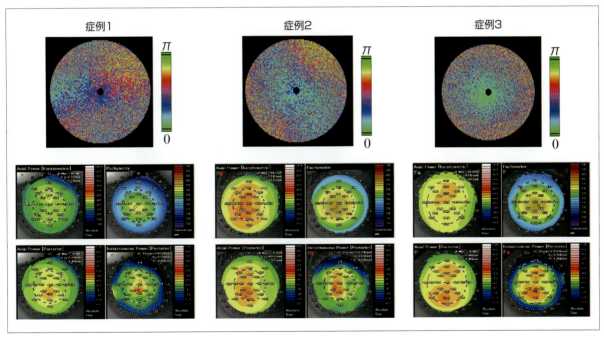

上段：En face 偏光位相差画像，下段：トポグラフィー（文献1より）

3 偏光OCTと緑内障濾過胞内瘢痕化評価

1）正常眼における結膜の偏光位相差画像

偏光OCTで偏光位相差を計測することによりコラーゲン線維の複屈折の変化を検出し，組織の瘢痕化を評価することが可能である[2]．健常者の結膜は通常複屈折性を持たないので，結膜内に偏光位相差の上昇は認めない．

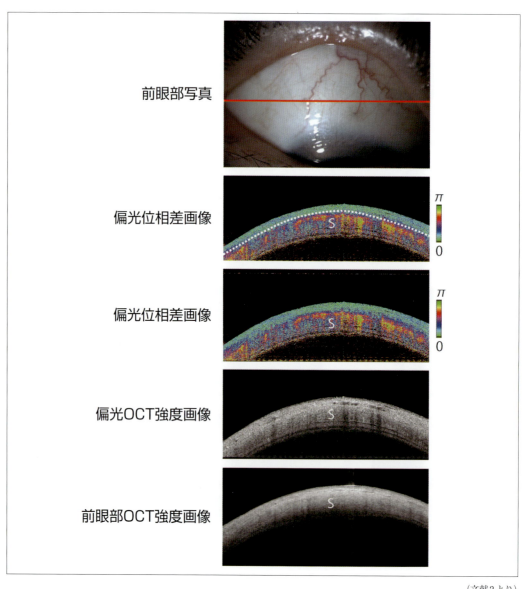

（文献2より）

2) 良好な濾過胞,平坦な濾過胞,encapsulationの偏光位相差画像

　眼圧が上昇し平坦化している濾過胞では内部の偏光位相差の明らかな上昇を認めるが,機能良好な濾過胞の内部では著明な上昇は認められなかった.とくに被囊濾過胞（encapsulated bleb）では内部の偏光位相差の上昇が著明であった.encapsulated blebは,細隙灯顕微鏡検査では濾過胞の丈も一見高く良好に見えるが,内部が非常に強く瘢痕化していることが偏光OCTで容易に評価可能であった.

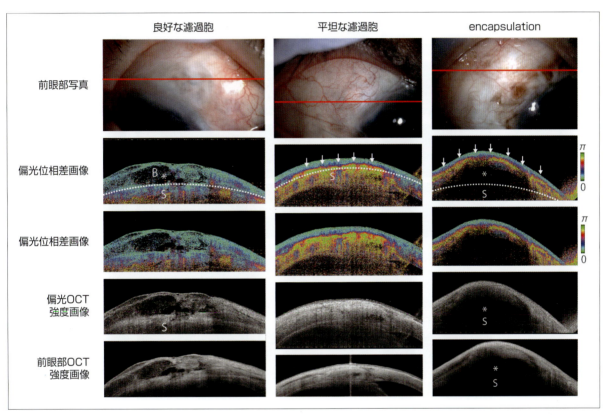

（文献2より）

3）線維柱帯切除術後の経時的変化

術後1週までは偏光位相差は上昇しない．機能していない濾過胞では術後1カ月より徐々に偏光位相差の上昇が認められた．瘢痕化は術後1週から1カ月の間に起きてくると予想される．

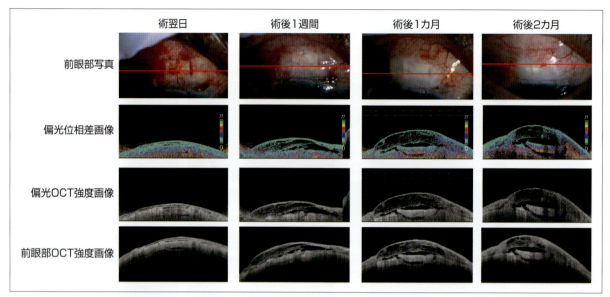

線維柱帯切除術後に偏光位相差が変化・上昇してこない濾過胞（文献2より）

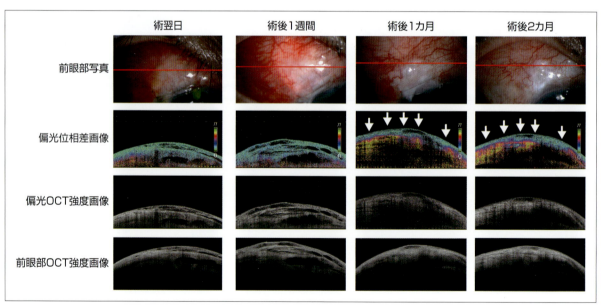

線維柱帯切除術後に偏光位相差が変化・上昇してきた濾過胞（文献2より）

文 献

1) Fukuda S, et al. Keratoconus diagnosis using anterior segment polarization-sensitive optical coherence tomography. Invest Ophthalmol Vis Sci. 54, 2013, 1384-91.
2) Fukuda S, et al. Noninvasive evaluation of phase retardation in blebs after glaucoma surgery using anterior segment polarization-sensitive optical coherence tomography. Invest Ophthalmol Vis Sci. 55, 2014, 5200-6.

3章 OCT・OCTA アトラス　②OCT（後極部）

1 加齢黄斑変性

白木幸彦　Yukihiko Shiraki
愛知医科大学 眼科学講座
〒480-1195　愛知県長久手市岩作雁又1-1

1 Type 1 CNV

1）Type 1 CNV

　Type 1 CNVには，典型AMDとPCVが含まれる．PCVはポリープ状病巣と異常血管網からなるが，いずれもRPE下に存在する．
　CNVは網膜色素上皮剥離（pigment epithelial detachment；PED）の下に中等度反射部位として認める．

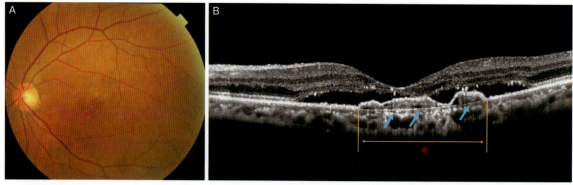

A：眼底写真
B：OCT．網膜色素上皮は充実性で不整に隆起しており，充実性である（＊）．欠損は認めない．網膜色素上皮剥離部分はBruch膜を確認することができる（青矢印）．IS/OS，ELMは中心窩部で不明瞭である．滲出性変化として漿液性網膜剥離を認める．
→Type 1 CNV（＊）

2）網膜色素上皮に裏打ちするType1 CNVのOCT

CNVはRPEに裏打ちする形で進展していくため，その所見をOCTで確認できることがある．

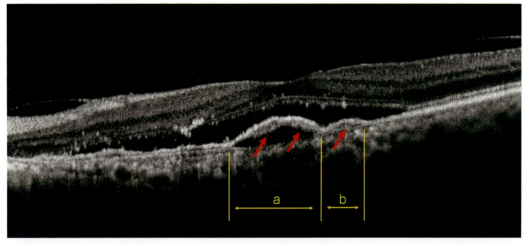

網膜色素上皮下は二峰性に隆起している（a, b）．aからbにかけての網膜色素上皮直下に中等度の反射を認める（赤矢印）．網膜色素上皮の欠損は認めない．IS/OS, ELMは確認できる．滲出性変化として漿液性網膜剥離を認める．
→網膜色素上皮に裏打ちするType 1 CNV（赤矢印）

3）ドルーゼン

OCTの形状だけでは，癒合したドルーゼンと区別がつきにくいこともあるため，滲出性変化の有無や眼底所見の色で鑑別する必要がある．

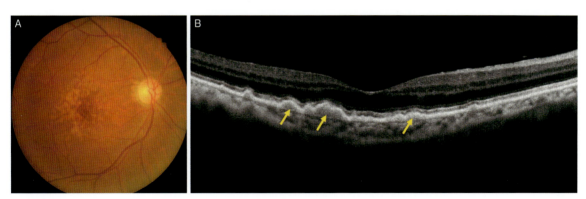

A：眼底写真
B：OCT．網膜色素上皮は不規則に隆起しており，内容物は中等度反射している（黄矢印）．網膜色素上皮に欠損は認めない．IS/OS, ELMは確認できる．滲出性変化は認めない．

4）Notchを示すType 1 CNV

　Type 1 CNVはPED下に存在するため，特に滲出性PEDや出血性PEDを起こしやすい．RPEのバリア機能の低下も起こすため，漿液性網膜剝離も認めることが多い．CNVはPED下に存在する場合もあるが隣接する場合もある．隣接する場合，OCTではPEDに続き，CNVを疑うnotchと呼ばれる充実性PEDを認める[1]．よってOCTにて漿液性PEDのみを認めたとしてもそれに隣接するCNVを見逃さないようにいろいろな角度のOCTを見る必要がある．ただし漿液性PEDはCNVが関与していないものもあることは留意しておく必要がある．

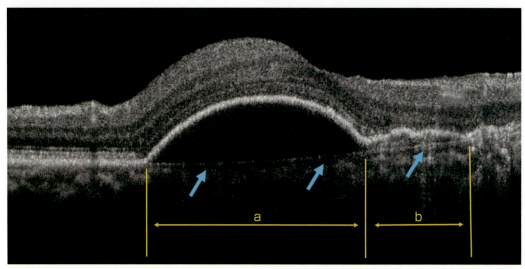

大きな漿液性網膜色素上皮剝離（a）と，それに続く平坦な充実性の網膜色素上皮剝離（b）を認める．網膜色素上皮に欠損は認めない．IS/OS，ELMは，中心窩下で確認できるが，b上では確認できない．網膜内には滲出性変化を認めない．
→notch（b）を伴う漿液性網膜色素上皮剝離（a）．Type 1 CNV（b）

5) CSC

臨床の場で鑑別が必要なものの1つに中心性漿液性脈絡網膜症（central serous chorioretinopathy；CSC）がある．漿液性PEDはCSCでも認めることが多いことがわかっており，その有無は鑑別のポイントにはならない．PEDを認めない場合はCSCの可能性が高いが，PEDの隆起が軽度でOCTではCNVを含むかどうかの判断がつきにくい場合は鑑別が難しい．

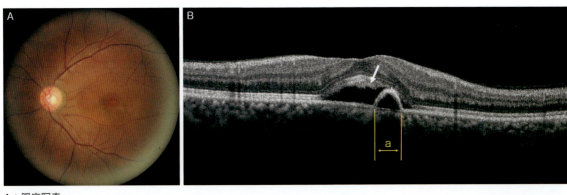

A：眼底写真
B：OCT（視細胞外節の伸長を伴う）．一部漿液性網膜色素上皮剥離を認める（a）が，欠損は認めない．滲出性変化は漿液性網膜剥離と漿液性網膜色素上皮剥離を認める．中心窩下の高反射は視細胞外節の伸長を示していると思われる（白矢印）．この所見はCSCに特異的ではなく，長期網膜剥離を起こしていた場合に認める．網膜剥離を伴う滲出型AMDでも認める場合がある．網膜内層に滲出性変化は認めない．

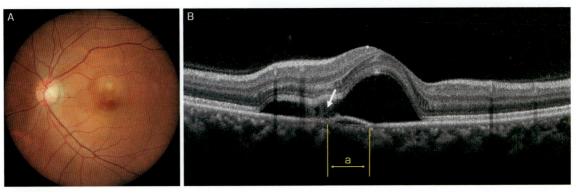

A：眼底写真
B：OCT（フィブリンを伴う）．漿液性と思われる網膜色素上皮剥離を認める（a）．他の滲出性変化は漿液性網膜剥離を認める．眼底写真の白色部分に一致して網膜下に軽度の反射を認める．フィブリンと思われる（白矢印）．網膜内層に滲出性変化は認めない．

6) PCV

　Type 1 CNV のなかでは PCV と典型 AMD との鑑別も必要となる．典型 AMD の CNV はなだらかな隆起の PED 内に存在するのに対し，PCV のポリープ状病巣は急激な立ち上がりの PED 内に存在することが多い．実際はポリープ状病巣や RPE の過形成で OCT の信号がブロックされることが多いため，病巣のすべてが描出された像を呈することは少ない．異常血管網はポリープ状病巣に隣接し，典型 AMD の Type 1 CNV に似たなだらかな隆起の PED 内に存在するとされる．特徴的な OCT を認めると PCV と判断しやすいが，確定診断にはインドシアニングリーン蛍光眼底検査が必要である．PCV で気をつけなければならないのは病変の場所である．黄斑外で発生することもあるため，中心部の OCT のみでは見逃すことがあるからである．眼底所見で橙赤色病変を見逃さないことが重要である．

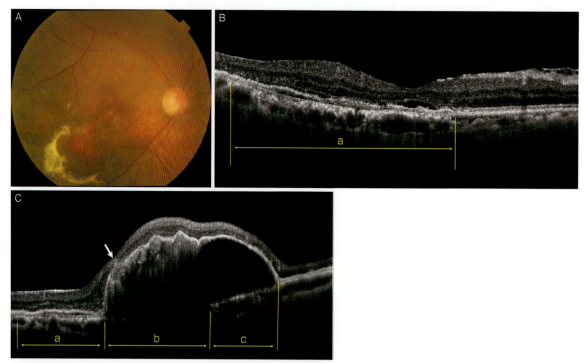

A：眼底写真
B：OCT（中心窩部）．網膜色素上皮は平坦に隆起し中等度反射を示し（a），欠損はないようである．網膜色素上皮の隆起（a）上では IS/OS ラインの一部は網膜色素上皮から離れており，中心窩下以外にも漿液性網膜剝離が存在していることがわかる．ELM ははっきりしない．
C：OCT（橙赤色病変部）．網膜色素上皮は平坦な隆起（a）から急激な立ち上がりとなり充実性の部分（b）と漿液性部分（c）を認める．欠損を疑う部分を認めるが（白矢印），詳細は不明である．IS/OS，ELM は不明瞭．
→PCV　異常血管網（B-a）に続くポリープ状病巣（C-a）．ポリープ状病巣が原因と思われる漿液性色素上皮剝離（C-b）．

2 Type 2 CNV

Type 2 CNV

　純粋なType 2 CNVのみの典型AMDは実際には少ない．Type 2 CNVのみの割合は30％ぐらいであり，Type 1とType 2が混在している割合は50％と言われている[2]．

　Type 2 CNVは周りに出血やフィブリンなども存在することが多く，CNVの輪郭ははっきりしないことがある．

　RPEは途絶を認めるはずであるが，撮影した場所がずれていた場合や，出血などのブロックがある場合は判定が難しい．

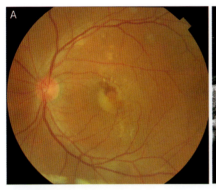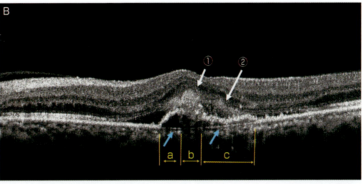

A：眼底写真
B：OCT．神経節細胞層は，途切れることなく続いているため，このOCT像は，中心窩をとらえていない．漿液性網膜色素上皮剥離（a）に続き，網膜色素上皮の欠損を認める（b）．その隣には平坦な充実性網膜色素上皮剥離（c）を認める．網膜色素上皮剥離部分はBruch膜を確認することができる（青矢印）．bの直上には中等度反射を網膜下に認める（白矢印①）．その周囲には出血を含むと思われる網膜剥離を認める（白矢印②）．一部漿液性網膜剥離も認める．
→Type 1 CNV（c）に続くType 2 CNV（白矢印①）

3 Type 3 CNV

RAP

　網膜血管を起源とする新生血管（intraretinal neovascularization；IRN）であり，進行すると脈絡膜血管と吻合（retinal choroidal anatomosis；RCA）する．Type 1 でも Type 2 でもないため Type 3 と分類されることがある[3]．日本人の有病率は5％程度である[4]．

　疾患の進行は，Stage 1 から Stage 3 まである[5]．ステージが進むごとに IRN は徐々に脈絡膜へ向けて進展していく．それと同時に網膜血管とも吻合し網膜—網膜血管吻合（retinal-retinal anatomosis；RRA）を形成する．これら IRN，RCA，RRA は OCT 上で高反射として認めるといわれており，確認ができれば確定診断に近づくが，実際は造影検査を行わないと特定は難しい．他の滲出型 AMD と違い CNV が網膜起源であるため，初期に網膜浮腫や網膜内出血などを認めやすいことや，PED を認めても notch を認めない[6]，reticular pseudodrusen[7] を認めることが多い[8] などの特徴があるといわれている．OCT はこれらの特徴をとらえるのに適しているため，CNV の同定が難しくても OCT から RAP を疑うことは可能である．

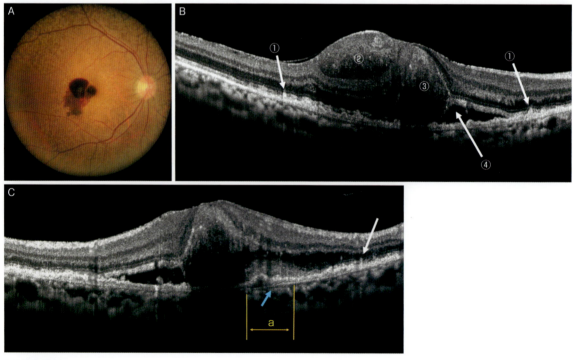

A：眼底写真
B：OCT（横）．網膜色素上皮剥離は認めない．網膜色素上皮上に細かな隆起を認め，一部は網膜内まで達している（①）．網膜前出血（②）と網膜内出血（③）を認める．IS/OS，ELM は網膜内出血部に達する場所で上下に分かれており，網膜下ではなく網膜内に出血が存在することがわかる（④）．
C：OCT（縦）．一部充実性と思われる網膜色素上皮剥離を認める（a）．断裂は認めない．Bruch 膜を認める（青矢印）．ここでも網膜内まで達する隆起を認める（白矢印）．
→reticular pseudodrusen（B-①）を認める．網膜内の変化が強いため RAP を強く疑う．OCT 上は網膜内新生血管をとらえていないが，網膜内出血部（B-③）にあると思われる．

文　献

1) Sato T, et al. Correlation of optical coherence tomography with angiography in retinal pigment epithelial detachment associated with age-related macular degeneration. Retina. 24, 2004, 910-4.
2) Green WR, et al. Age-related macular degeneration histopathologic studies. The 1992 Lorenz E. Zimmerman Lecture. Ophthalmology. 100, 1993, 1519-35.
3) Freund KB, et al. Type 3 neovascularization : the expanded spectrum of retinal angiomatous proliferation. Retina. 28, 2008, 201-11.
4) Maruko I, et al. Clinical characteristics of exudative age-related macular degeneration in Japanese patients. Am J Ophthalmol. 144, 2007, 15-22.
5) Yannuzzi LA, et al. Retinal angiomatous proliferation in age-related macular degeneration. Retina. 21, 2001, 416-34.
6) Matsumoto H, et al. Tomographic features of intraretinal neovascularization in retinal angiomatous proliferation. Retina. 30, 2010, 425-30.
7) Zweifel SA, et al. Reticular pseudodrusen are subretinal drusenoid deposits. Ophthalmology. 117, 2010, 303-12.
8) Ueda-Arakawa, et al. Prevalence and genomic association of reticular pseudodrusen in age-related macular degeneration. Am J Ophthalmol. 155, 2013, 260-9.

2 強度近視

島田典明　Noriaki Shimada
赤羽しまだ眼科
〒115-0045　東京都北区赤羽1-7-9 METS赤羽第一葉山ビル4F

1 近視性牽引黄斑症（myopic traction maculopathy；MTM）

1）黄斑円孔網膜剝離のOCT

　MTMは，強度近視眼に見られる牽引に伴った黄斑部網膜病変を示す総称であり，黄斑円孔網膜剝離の前駆病変である．近視性牽引黄斑症の診断は病的近視眼底に加えて，MTMの診断は病的近視眼底に加えて，網膜前の牽引か牽引に伴う網膜の障害として，①黄斑前膜，②硝子体黄斑牽引，③網膜の肥厚，④網膜分離，⑤網膜剝離，⑥内層分層黄斑円孔の計6つのうち，いずれかを認めることによるとされており[1]，全層黄斑円孔も含めると7つのいずれかを認めた場合に診断される．

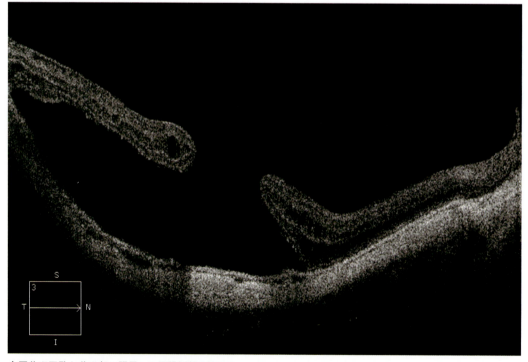

全層黄斑円孔と黄斑部に限局した網膜剝離を認める．

2）近視性牽引黄斑症の網膜分離のOCT

　網膜分離は，後部ぶどう腫を伴う強度近視眼の約9〜25％にみられ[2,3]，網膜分離から網膜剝離への進展には外層黄斑円孔が関与している[4]．治療は硝子体切除が広く行われているが，治療効果にもOCTは必須である．

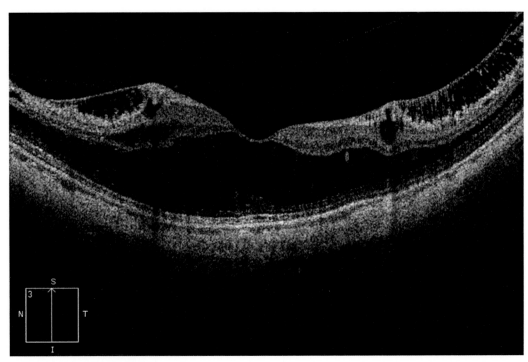

網膜外層に広範囲の網膜分離がみられる．

2 近視性網膜脈絡膜萎縮

1）びまん性萎縮病変のOCT

　近視性網膜脈絡膜萎縮は，びまん性萎縮病変と限局性萎縮病変とに分けられる[4,5]．びまん性病変は眼底後極部の境界不鮮明な黄色の萎縮病巣としてみられ，OCTで脈絡膜は厚さを計測不可能なほど菲薄化し，脈絡膜大血管のみが残存した状態となる．

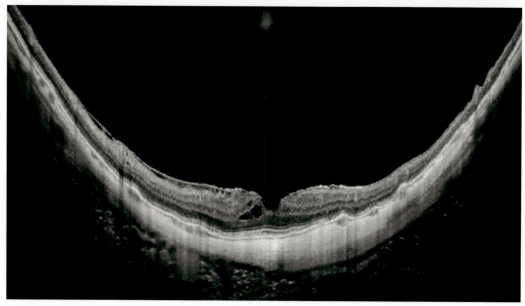

脈絡膜は大血管を残してほぼ全層が消失している．残存した脈絡膜大血管はスパイク状に網膜側に突出してみられる．

2) 限局性萎縮病変のOCT

限局性萎縮病変はコーヌスと同程度の灰白色の色調を有する境界明瞭な病変であり，OCTでは，脈絡膜全層の消失に加え，網膜外層，網膜色素上皮も消失し，網膜内層が直接強膜に接しているような状態となる．

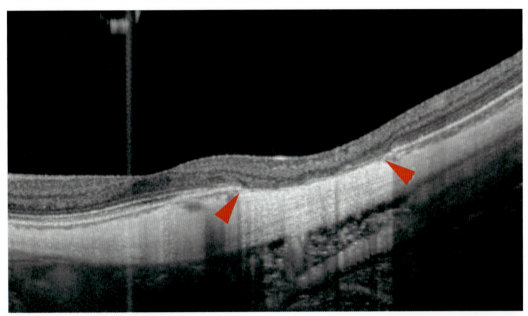

限局性萎縮病変の部位では脈絡膜全層が完全に消失するとともに，網膜色素上皮，網膜外層も消失し，網膜内層が直接強膜に接している（矢頭）．

3) Intrachoroidal cavitationのOCT

病的近視の視神経乳頭下方には，ときに脈絡膜内および上脈絡膜腔の乖離によるintrachoroidal cavitation（ICC）がみられる．

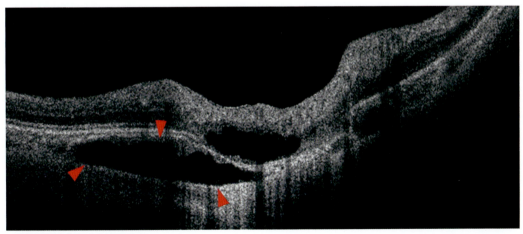

乳頭周囲にintrachoroidal cavitation（矢頭）を認める．この症例のようにときにピット黄斑症候群類似の網膜分離や網膜剥離を生じることがある．

3 近視性CNV

近視性脈絡膜新生血管（近視性CNV）のOCT

　近視性CNVは病期により，活動期，瘢痕期，萎縮期に分けられる[5, 6]．瘢痕期CNVは，Fuchs斑とも呼ばれ，CNVを囲い込んだ網膜色素上皮による色素沈着をみる．CNVが瘢痕化したあと，徐々にCNV周囲に限局性萎縮病変に類似した黄斑部萎縮が拡大し，萎縮期となる．OCTでは，活動期に網膜浮腫や漿液性網膜剝離を認めることもあるが，概して滲出性変化は軽微であり，CNVを示唆する網膜下隆起病巣以外に所見に乏しいことも多い．瘢痕期にはCNVの境界が明瞭となり，ときに囲い込んだRPE由来の色素によりacoustic shadow様のブロックがみられる．萎縮期には，CNVはやや平坦化し，萎縮病巣は限局性病変と類似のOCT所見を呈する．

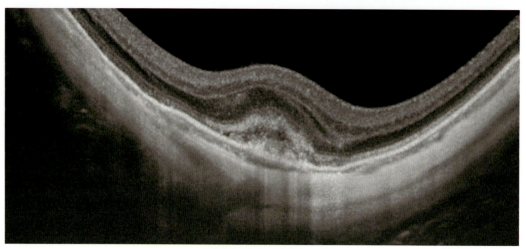

活動期のものではCNVによる比較的不均一な網膜下の病変を認める．

4　Lacquer crack，単純型出血

単純型出血のOCT

　Lacquer crackはBruch膜の機械的断裂であり，ときに単純型黄斑部出血と言われるCNVを伴わない出血を生じる[5]．OCTでは，網膜下に比較的均一な病変を認める．出血時に，出血が外境界膜を超えて網膜内層に及ぶような症例では，出血吸収後にも視力が不良であることがわかっている．

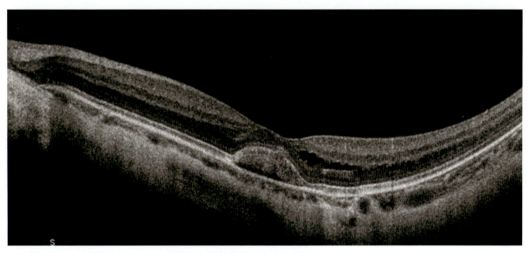

中心窩に薄い出血を認め，OCTでは網膜下に比較的均一な病変を認める．

5 Dome-shaped macula（DSM）

Dome-shaped macula（DSM）のOCT

　DSMは，強度近視眼の黄斑部がドーム状に硝子体側に突出した状態である．黄斑合併症として，漿液性網膜剥離や脈絡膜新生血管を合併することがある．この病態として中心窩下強膜厚が肥厚しているためにDSMが生じていることが明らかになっている．

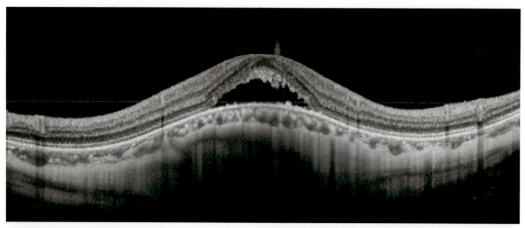

中心窩部分の強膜が肥厚し，ドーム状に突出している．中心窩部分では強膜外層を確認できない．中心窩に漿液性網膜剥離を認める．

6 強膜とその後方

強度近視眼の深部組織のOCT

強度近視眼では，脈絡膜が高度に菲薄化しているために強膜の全層，強膜内および球後の血管，さらには眼窩脂肪に至るまで観察可能である．強度近視眼の中心窩下強膜厚はおおむね300μm前後と報告されている．

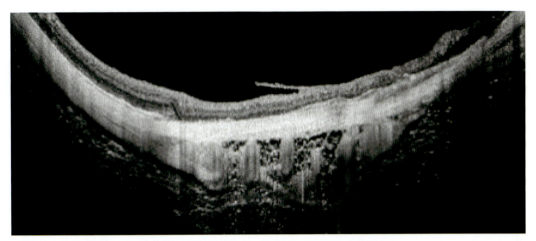

強膜は均一な高反射像として脈絡膜の外層に観察され，眼窩血管の断面まで観察される．

文　献

1) Panozzo G, et al. Optical coherence tomography findings in myopic traction maculopathy. Arch Ophthalmol. 122, 2004, 1455-60.
2) Takano M, et al. Foveal retinoschisis and retinal detachment in severely myopic eyes with posterior staphyloma. Am J Ophthalmol. 128, 1999, 472-6.
3) Baba T, et al. Prevalence and characteristics of foveal retinal detachment without macular hole in high myopia. Am J Ophthalmol. 135, 2003, 338-42.
4) Shimada N, et al. Progression from macular retinoschisis to retinal detachment in highly myopic eyes is associated with outer lamellar hole formation. Br J Ophthalmol. 92, 2008, 762-4.
5) 所敬ほか．近視：基礎と臨床．東京，金原出版，2012，227p.
6) Tokoro T, ed. "Types of Fundus Changes in the Posterior Pole". Atlas of Posterior Fundus Changes in Pathologic Myopia. Tokyo, Springer-Verlag, 1998, 5-22.

3 章 OCT・OCTA アトラス　②OCT（後極部）

3 黄斑浮腫

辻川明孝　Akitaka Tsujikawa
京都大学大学院医学研究科 感覚運動系外科学 眼科学
〒606-8507　京都市左京区聖護院川原町54

1 網膜静脈分枝閉塞症

1）網膜静脈分枝閉塞症に伴う急性期黄斑浮腫

　網膜静脈分枝閉塞症（BRVO）に伴う黄斑浮腫は網膜の膨化とcystoid spaceが特徴的である．cystoid spaceは網膜のあらゆる層に形成されるが，中心窩に大きなcystoid spaceを認め，中心窩外には外網状層・内顆粒層を中心に比較的小型のcystoid spaceを伴っていることが多い[1]．急性期には，中心窩cystoid spaceは隔壁を伴っていることが多い．この隔壁は中心窩の形態形成に関わっているMüller cell coneであると推測されている．また，中心窩下に小さな漿液性網膜剝離を伴っていることが多い[2]．OCTでは網膜下液は低反射になるが，網膜下出血を伴っている場合には中〜高反射に描出される．中心窩下の網膜下出血は視力予後不良因子であるので，早急に治療を開始するべきサインである．また，cystoid space内に出血が貯留するとニボーを形成することになる[3]．

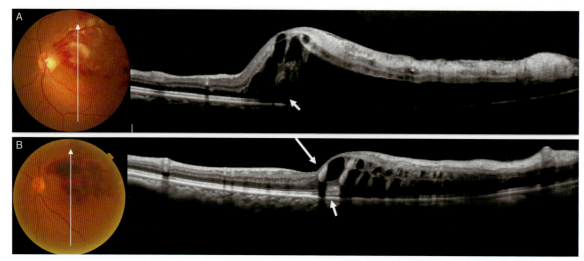

A：中心窩cystoid spaceはMüller cell coneの隔壁を伴っている．中心窩下には漿液性網膜剝離（矢印）を伴っている．
B：中心窩cystoid space内部に出血が貯留し，ニボーを形成している（長矢印）．中心窩外には外網状層，内顆粒層を中心に小さなcystoid spaceが散在している．中心窩下には網膜下出血（矢印）を伴っている．

2) 網膜静脈分枝閉塞症に伴う慢性期黄斑浮腫

慢性期になると中心窩cystoid spaceの隔壁は減少し，大きな楕円体のcystoid spaceが認められるようになる．また，漿液性網膜剝離，ニボーを形成したcystoid space内の出血，網膜下出血も消失する[4]．さらに，黄斑浮腫が遷延するとcystoid spaceは長方形に近い形になってくる．網膜の細胞自体が減少し，空洞になったような状態であり，cystoid macular degenerationと呼ばれる．治療の対象にはならないことも多い．

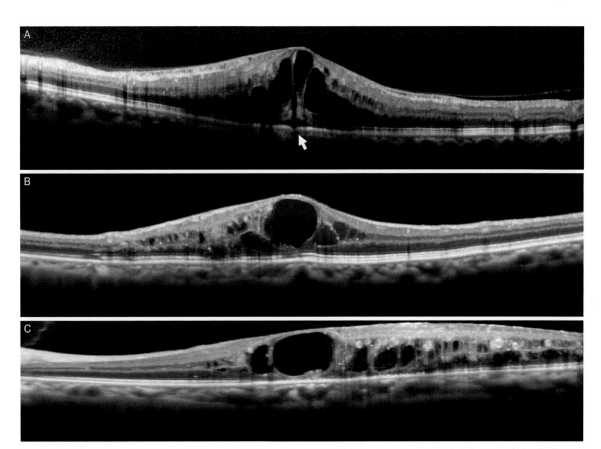

A：急性期の黄斑浮腫．中心窩のcystoid spaceはMüller cell coneの隔壁を伴っている．また，中心窩下には漿液性網膜剝離（矢印）を伴っている．
B：慢性期の黄斑浮腫．隔壁は消失し，大きな楕円体のcystoid spaceが認められるようになる．漿液性網膜剝離も消失している．
C：cystoid macular degeneration．網膜の細胞自体が減少し，cystoid spaceは長方形に近い形になっている．

3）視力良好な囊胞様黃斑浮腫

　視力は中心窩の視細胞外層の状態に大きく依存している．これまで組織標本でしか見ることのできなかったこのような外層の状態の判定にもOCTは有用である．視細胞外層の健全さの指標として，これまで視細胞内節外節接合部ライン（IS/OS）と呼ばれていたが，最近はellipsoid zoneと言う用語が提唱されている[5]．大きなcystoid spaceが中心窩に存在していても，cystoid spaceの下にellipsoid zoneが確認できれば，視力は良好であることが多い．一方，ellipsoid zoneが確認できない症例では網膜外層が障害されているので，治療により浮腫が消失してもあまり良好な視力は期待しがたい．治療方針を決定する上で参考にできる所見である[4]．

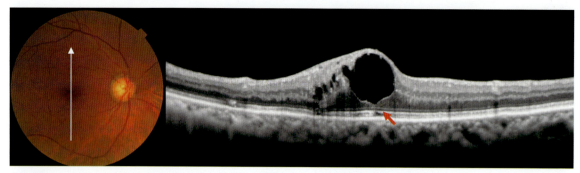

中心窩にcystoid spaceの下のellipsoid zone（矢印）が確認でき，中心窩視細胞外層は障害されていないことがわかる．視力は0.8である．

2 網膜中心静脈閉塞症

糖尿病黄斑症の網膜マッピング

網膜中心静脈閉塞症（CRVO）をマネージメントする上で，虚血型か非虚血型かの判定は非常に重要である．血管アーケード内の網膜の虚血が強い場合には網膜内層は高輝度を示す．その結果，網膜外層の輝度が減弱してくる．OCT画像で網膜色素上皮が写っていないような場合には，強い網膜虚血を伴っていることが多い．

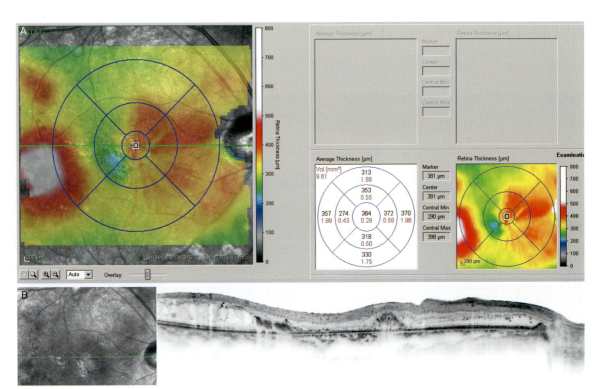

A：網膜マッピングでは黄斑部の浮腫の局在と程度が明瞭にわかる．
B：精細なラインスキャンでは網膜の構造変化が細部までわかる．

3 糖尿病黄斑症

糖尿病黄斑症に伴う hyperreflective foci

　糖尿病黄斑症に関するOCTの重要な所見としてhyperreflective fociがある[7]．hyperreflective fociはOCT上で確認される高反射点である．その成因として種々のものが推測されているが，一部は硬性白斑の前駆病変と考えられている．糖尿病黄斑症を伴った症例では硝子体手術などの治療後に硬性白斑が中心窩下に集積することがあり，そうなると視力の回復は期待しがたくなる．漿液性網膜剝離内にhyperreflective fociが認められる症例は治療後に硬性白斑が中心窩下に集積しやすいことが知られている．治療方針を決定する際には有用な所見である[8]．

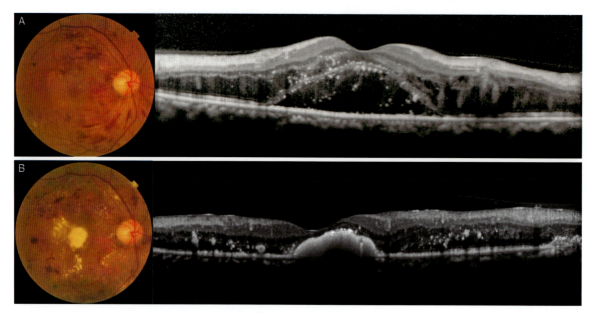

A：網膜下や網膜内にhyperreflective fociが多数の高反射点として認められる．
B：治療後，網膜下液が吸収され，中心窩下に硬性白斑が集積している．

文献

1) Yamaike N, et al. Three-dimensional imaging of cystoid macular edema in retinal vein occlusion. Ophthalmology. 115（2），2008，355-62.
2) Tsujikawa A, et al. Serous retinal detachment associated with retinal vein occlusion. Am J Ophthalmol. 149（2），2010，291-301.
3) Muraoka Y, et al. Branch retinal vein occlusion-associated subretinal hemorrhage. Jpn J Ophthalmol. 57（3），2013，275-82.
4) Ota M, et al. oveal photoreceptor layer in eyes with persistent cystoid macular edema associated with branch retinal vein occlusion. Am J Ophthalmol. 145（2），2008，73-80.
5) Staurenghi G, et al. Proposed lexicon for anatomic landmarks in normal posterior segment spectral-domain optical coherence tomography：the IN・OCT consensus. Ophthalmology. 121（8），2014，1572-8.
7) Bolz M, et al. Optical coherence tomographic hyperreflective foci：a morphologic sign of lipid extravasation in diabetic macular edema. Ophthalmology. 116（5），2009，914-20.
8) Ota M, et al. Optical coherence tomographic evaluation of foveal hard exudates in patients with diabetic maculopathy accompanying macular detachment. Ophthalmology. 117（10），2010，1996-2002.

4 黄斑手術

土居 真一郎 Shinichiro Doi　　森實 祐基 Yuki Morizane
岡山大学大学院医歯薬学総合研究科 眼科学講座
〒700-8558　岡山市北区鹿田町 2-5-1

1 分層黄斑円孔

1）OCT の B-scan 画像と en face 画像を用いた分層黄斑円孔の分類

　分層黄斑円孔（Lamellar macular hole；LMH）は黄斑に非全層性の組織間隙を生じる疾患である．OCTの進歩と共に，LMHの形態的特徴が多彩であることが明らかになり，治療法を確立する上で，LMHを病態に基づいて分類することが求められてきた．近年，LMHを「Tractional type（牽引型）」と「Degenerative type（変性型）」の2つのサブタイプに分類することが提唱されている（表1)[1]．2つのサブタイプの違いとしては，病態における網膜牽引の関与の有無が重要であり，B-scan画像と En face（C-scan）画像を組み合わせることで，両者を区別することが可能である[2]．

表1

	牽引型分層黄斑円孔	変性型分層黄斑円孔
B-scan 画像	・黄斑前膜を伴う ・網膜内層と外層の解離部断端が鋭い ・Ellipsoid Zoneが保たれている ・網膜内嚢胞を伴う	・Lamellar hole-associated epiretinal proliferation (LHEP) を伴う ・網膜内層と外層の解離部断端が丸みを帯びている ・Ellipsoid Zoneに欠損/不整を認める ・中心窩の網膜外層にこぶ（foveal bump）を認める
En face 画像	・黄斑周囲に網膜皺襞を認める	・網膜皺襞を認めない

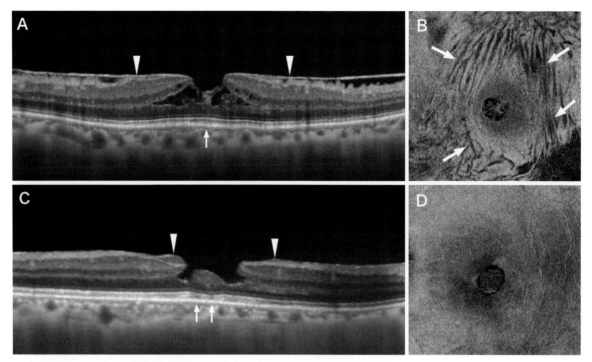

A：牽引型 LMH の B-scan 画像．黄斑前膜（矢頭）を認める．Ellipsoid zone は保たれている（矢印）．
B：牽引型 LMH の En face 画像．黄斑周囲に網膜皺襞を認める（矢印）．
C：変性型 LMH の B-scan 画像．Lamellar hole-associated epiretinal proliferation（矢頭）を認める．Ellipsoid zone は不整である（矢印）．
D：変性型 LMH の En face 画像．網膜皺襞を認めない．

2) 分層黄斑円孔に対する硝子体手術とその問題点

　これまで，視力の低下や歪視を認める LMH に対しては，牽引型 LMH，変性型 LMH 共に，黄斑前膜と内境界膜の剥離が行われてきた．牽引型 LMH はその病態に網膜牽引が関与しているため，これらの膜剥離は有効である．しかし一方で，変性型 LMH は網膜牽引の関与が少ないため，膜剥離を行っても視機能や黄斑形態が十分には改善せず，さらに黄斑円孔等の合併症を来すことが問題であった[3-6]．

3) 変性型分層黄斑円孔に対する新しい術式

　筆者らが所属する施設では，変性型 LMH に対して，Lamellar hole-associated epiretinal proliferation（LHEP）を活用する術式を考案した（LHEP 埋め込み法）[7,8]．この術式では，LHEP を網膜から完全には剥離せず，円孔縁で留めて翻転し黄斑の組織間隙に埋め込む．この術式によって視力と黄斑形態が改善した．

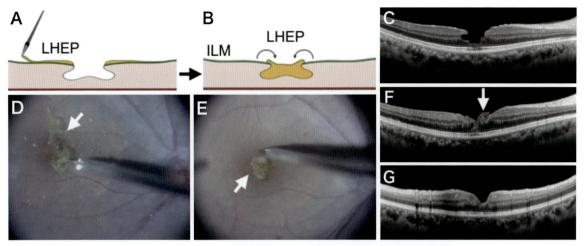

A, D：Lamellar hole-associated epiretinal proliferation（LHEP，Dの矢印）を黄斑に向けて求心性に剥離する．この際，完全に剥離せずに円孔縁で留めるようにする．
B, E：LHEPを組織間隙の大きさに合わせてトリミングした上で，翻転し組織間隙内に埋め込む（Eの矢印）．
C：術前のB-scan画像．変性型LMHを認め，Ellipsoid zoneは不連続である．視力（0.8）．
F：術後7日目のB-scan画像．埋め込んだLHEP（矢印）が確認できる．
G：術後1カ月のB-scan画像．黄斑形態とEllipsoid zoneの改善を認める．視力は（1.5）に改善した．

2 網膜細動脈瘤破裂による黄斑下出血

1）Swept Source OCTを用いた黄斑下出血の網膜内部構造の評価

網膜細動脈瘤（Retinal arterial macroaneurysm；RAM）の破裂により黄斑下出血を生じた場合，スペクトラルドメインOCT（波長800〜900nm）では，黄斑の網膜の内部構造を詳細に観察することは不可能であった．しかし，Swept Source OCT（波長1,050nm）の登場により，黄斑下出血を生じた症例の網膜内部構造を可視化することが可能になった．筆者らは，Swept Source OCTを用いてRAM破裂に伴う黄斑下出血の網膜内部構造を評価した結果，網膜内（外網状層）に出血を伴う症例と，伴わない症例が存在することを明らかにした[9]．この網膜内出血は，眼底写真では中心窩から放射状に広がる出血像（fluffy sign）として観察される．

2）黄斑下出血に網膜内出血を伴う場合，黄斑下血腫移動術後の視力予後は不良

黄斑下の出血は時間経過と共に視細胞を障害するため，RAM破裂によって黄斑下出血を生じた場合は，早急に出血を黄斑外へ移動する必要がある．しかし，出血が黄斑外に移動したにも関わらず，術前に網膜内出血を認めた症例では，術後に黄斑が菲薄化し視力予後が不良であった．この原因として，①網膜内出血が生じた際に，視細胞に過剰な圧がかかり視細胞が障害された可能性，②網膜内出血は黄斑下出血に比べて移動しにくいため，黄斑に留まり視細胞を障害した可能性[9]が考えられた．

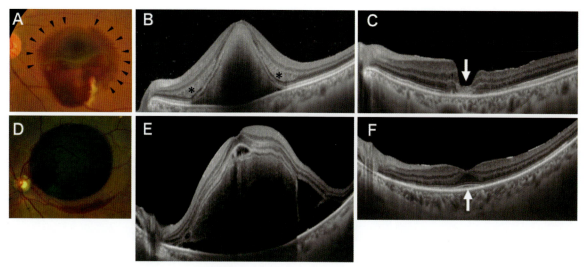

A：網膜細動脈瘤（RAM）破裂症例の術前の眼底写真．黄斑下出血と共に，中心窩から放射状に拡がる網膜内出血と特徴的な形態（fluffy sign，矢頭）を認める．視力（0.04）．
B：AのB-scan画像．網膜内出血（＊）は外網状層に存在する．
C：Aの黄斑下出血移動後6カ月のB-scan画像．中心窩は萎縮している（矢印）．視力（0.2）．
D：RAM破裂症例の術前の眼底写真．黄斑下出血を認めるがfluffy signは認めない．視力（0.15）．
E：DのB-scan画像．黄斑下出血を認めるが網膜内出血は認めない．
F：Dの黄斑下出血移動後6カ月のB-scan画像．中心窩の網膜外層構造は保たれている（矢印）．視力（0.9）．

文献

1) Govetto A, et al. Lamellar Macular Hole : Two Distinct Clinical Entities? Am J Ophthalmol. 164(C), 2016, 99-109.
2) Hirano M, et al. Assessment of Lamellar Macular Hole and Macular Pseudohole With a Combination of En Face and Radial B-scan Optical Coherence Tomography Imaging. Am J Ophthalmol. 188, 2018, 29-40.
3) Figueroa MS, et al. PARS PLANA VITRECTOMY FOR THE TREATMENT OF TRACTIONAL AND DEGENERATIVE LAMELLAR MACULAR HOLES : Functional and Anatomical Results.Retina. 2018 Oct 3, doi : 10.1097/IAE.0000000000002326. [Epub ahead of print].
4) Choi WS, et al. VITRECTOMY FOR MACULAR DISORDERS ASSOCIATED WITH LAMELLAR MACULAR HOLE EPIRETINAL PROLIFERATION. Retina. 38(4), 2018, 664-9.
5) Ko J, et al. Surgical outcomes of lamellar macular holes with and without lamellar hole-associated epiretinal proliferation. Acta Ophthalmologica. 95(3), 2017, e221-6.
6) Parolini B, et al. Lamellar macular hole : a clinicopathologic correlation of surgically excised epiretinal membranes. Invest Ophthalmol Vis Sci. 52(12), 2011, 9074-83.
7) Shiraga F, et al. Modified vitreous surgery for symptomatic lamellar macular hole with epiretinal membrane containing macular pigment. Retina. 33(6), 2013, 1263-9.
8) Shiode Y, et al. Embedding of lamellar hole-associated epiretinal proliferation combined with internal limiting membrane inversion for the treatment of lamellar macular hole : a case report. BMC Ophthalmol. 18(1), 257.
9) Doi S, et al. ADVERSE EFFECT OF MACULAR INTRARETINAL HEMORRHAGE ON THE PROGNOSIS OF SUBMACULAR HEMORRHAGE DUE TO RETINAL ARTERIAL MACROANEURYSM RUPTURE. Retina. 2019 Jan 14. doi : 10.1097/IAE.0000000000002460. [Epub ahead of print].

3章 OCT・OCTA アトラス　②OCT（後極部）

5 緑内障

横山 悠　Yu Yokoyama
東北大学医学部 眼科学教室
〒980-8574　宮城県仙台市青葉区星稜町1-1

1 OCT解析結果の解釈

1) 結果の解釈の前に

　OCTは網膜構造の描出に優れ，網膜構造の計測値にさまざまな統計学的解析を加えたレポートを出力してくれる．解析結果は緑内障の診断，経過観察に非常に有用であり，OCTは今や緑内障診療に欠かせないツールである．しかし，その解析結果が必ずしも正確とは限らない．その解析結果をそのまま鵜呑みにすると，思わぬ落とし穴にはまることがある．解析結果を見る前に，まずは画像の質，スキャン部位，セグメンテーションエラーの有無，併存疾患の有無などを確かめ，解析結果の精度を吟味する必要がある．

2) 実際のOCT解析結果の解釈

　図1は初期の緑内障例である（視神経乳頭写真：図1A）．視神経乳頭周囲網膜神経線維層circumpapillary retinal nerve fiber layer（cpRNFL）を見てみると（図1B），下方がやや菲薄化しているようにも見えるが，12方向でのcpRNFL厚はすべての方向で正常範囲内（95パーセンタイル内：緑色）である．しかし，cpRNFLのグラフでは局所的な菲薄化（矢印）を下耳側方向に認めることが分かり，緑内障の存在が疑われる．黄斑解析では下方に神経線維の走行に沿った菲薄化を網膜神経線維層retinal nerve fiber layer（RNFL），内網状層／網膜神経節細胞層に認める．

　黄斑解析で認めたRNFL障害を視野異常として検出するには，自動視野計中心24-2プログラムよりも，中心10-2プログラムの方が望ましい（図1D）．中心24-2プログラムだと，黄斑部に相当する検査点は中央16点が相当するが，検査点の測定間隔は粗となり，初期の視野変化を見落とす可能性がある．

　図2は近視眼と近視を伴う緑内障眼の視神経乳頭写真である．近視は緑内障のリスクファクターであり，近視性眼底に緑内障性視神経症を合併することは多い．しかし近視性変化によると，視神経乳頭の変形が強くなると緑内障の診断が非常に難しいことがある．そういった診断が難しい近視症例の緑内障診断にもOCTは有用である．

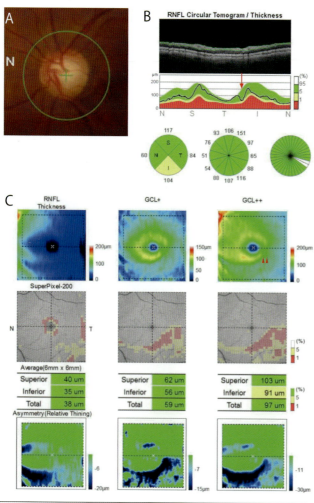
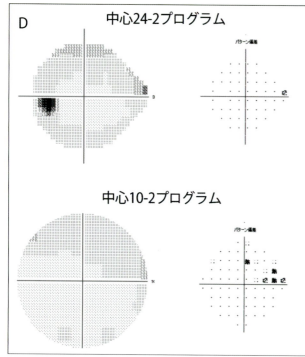

図1 初期緑内障
A：視神経乳頭写真．
B：OCT視神経乳頭周囲解析結果．局所的なcpRNFL厚の菲薄化（矢印）を認める．
C：OCT黄斑部解析結果．中心窩を取り囲むように内網状層/網膜神経節細胞層の肥厚部を認めるが，水平線を境に下方に菲薄化を認める（矢頭）．
D：静的自動視野計（Humphrey自動視野計）中心24-2プログラムと10-2プログラム．中心24-2プログラムでは視野異常ははっきりしないが，中心10-2プログラムでは上視野に異常を認める．

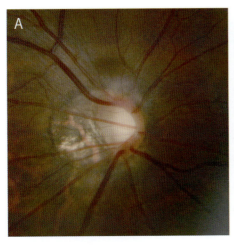
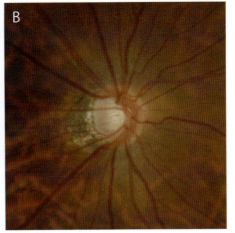
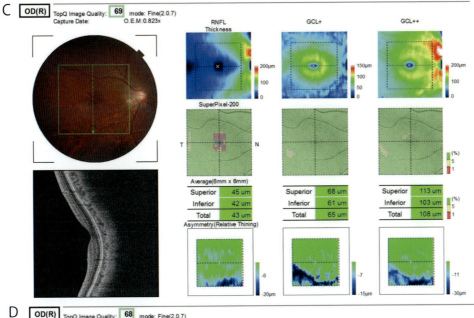
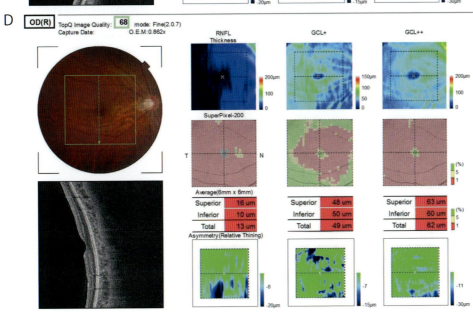

図2 眼底所見からは評価が難しい近視2症例
A：正常範囲内の近視性視神経乳頭
B：近視眼の緑内障性視神経乳頭．
C：近視眼（図2A）のOCT黄斑部解析結果．
D：近視性緑内障眼（図2B）のOCT黄斑部解析結果

2 OCT画像から緑内障を読む

1) 垂直スキャンによる網膜線維層の評価

　OCT画像は数値化されていないさまざまな情報を含んでいる．そのためレポートにある結果を見るのと同様に，OCT画像も常に確認するべきである．例えば，中心窩と視神経乳頭部の中間部や中心窩での垂直方向のBスキャン画像は耳側に走行する網膜神経線維を評価するのに適しており，緑内障の鑑別診断や病期を把握するのに威力を発揮する[1]．図3A，Bはそれぞれ図2A，Bの中心窩と視神経乳頭間の中間地点における垂直スキャン画像である．図3Aを見るとBスキャン画像の中央部，papillomacular bundle（PMB）に相当する神経線維層は十分保たれているのに対して，図3Bでは菲薄化および狭小化（矢印）が進行している．図3C，Dはそれぞれ図2A，Bのen-face画像である．en-face画像は網膜神経線維が観察しやすく，網膜神経線維層欠損やpapillomacular bundleの残存範囲を評価するのに適している．図4BはPMB領域の上下に神経線維層欠損を認め，RNFL幅が狭くなっていることが分かる．PMBの観察は濾過手術などによる残存視野の消失（wipe-out）のリスクを評価するためにも，末期緑内障患者の術前検査としてぜひ行っておきたい．

2) OCTによる視神経乳頭の評価

　近年，OCTの進歩により生体内での視神経乳頭部の深部の構造がより詳細に観察できるようになり，OCTを用いた緑内障性視神経乳頭に関する研究報告がなされるようになってきた．OCTを用いた観察で，眼底写真上の視神経乳頭縁とBruch membrane opening（BMO）は一致しないこと報告されている．BMOから計測した最小リム幅（minimum rim width）が緑内障の重症度とよく相関するとする報告もある[2]．また，これまで生体内での観察が難しかった篩状板の評価がOCTにより可能となってきたことで篩状板に関する研究も増えてきており，最近では篩状板欠損が緑内障や乳頭出血に関連することが報告されている（図5）[3]．

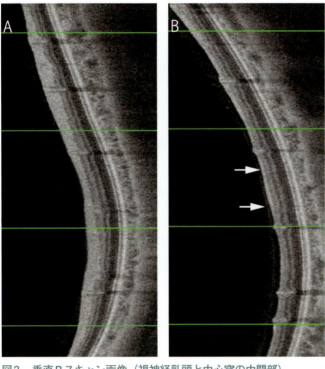
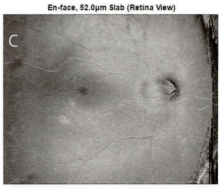
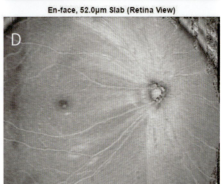

図3 垂直Bスキャン画像（視神経乳頭と中心窩の中間部）
A：図2Aの垂直Bスキャン画像．PMBは十分保たれている．
B：図2Bの垂直Bスキャン画像．PMBの菲薄化を認める（矢印）．
C：図2Aのen-face画像．
D：図2Bのen-face画像．PMBの上下に神経線維層欠損を認めPMB幅は減少している．

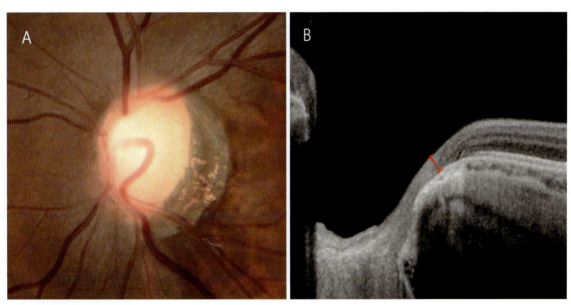

図4 緑内障性視神経症
A：視神経乳頭部
B：図4Aの視神経乳頭部Bスキャン画像．赤線はBMO-MRW（BMOからリムの最小距離）

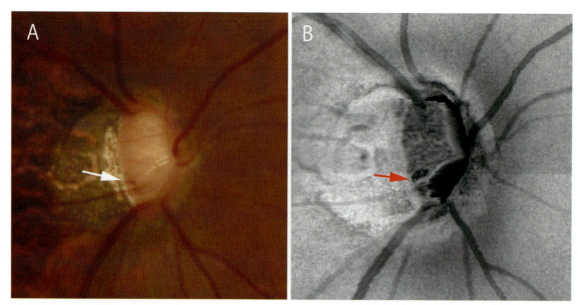

図5 乳頭出血と篩状板欠損
A：乳頭出血．下耳側乳頭内に認める（白矢印）．
B：篩状板欠損．乳頭出血部に篩状板の欠損を認める（赤矢印）．

文 献

1) Kobayashi W, et al. Correlation of papillomacular nerve fiber bundle thickness with central visual function in open-angle glaucoma. J Ophthalmol. 2015, 460918.
2) Chauhan BC, et al. Enhanced detection of open-angle glaucoma with an anatomically accurate optical coherence tomography-derived neuroretinal rim parameter. Ophthalmology. 120(3), 2013, 535-43.
3) Park SC, et al. Factors associated with focal lamina cribrosa defects in glaucoma. Invest Ophthalmol Vis Sci. 54 (13), 2013, 8401-7.

3章 OCT・OCTAアトラス　③OCTA

1 糖尿病網膜症

石羽澤 明弘　Akihiro Ishibazawa
旭川医科大学 眼科学教室
〒078-8510　北海道旭川市緑が丘東2条1-1-1

1 糖尿病網膜症なし：背景糖尿病網膜症

1）背景糖尿病網膜症の黄斑部Swept-source OCTA（Topcon社）

　検診で糖尿病を初めて指摘された患者や，長期的に良好な血糖コントロールの患者などにおいて，検眼鏡的に網膜症が明らかではない，またはわずかに毛細血管瘤や点状出血を認める程度の症例には，一般臨床でFAまで行うことはまずないであろう．しかし，糖尿病はあるが網膜症はない患者においてOCTAを撮影すると，正常人と比較して，中心窩無血管帯の拡大や変形，検眼鏡では明らかではなかった毛細血管瘤や無灌流領域が，表層毛細血管網，深層毛細血管網でそれぞれ検出されることが報告されている[1,2]．したがって，眼底検査での重症度判定以上に糖尿病網膜症の病態が進んでいる可能性があり，この病期においても侵襲なく毛細血管レベルの細小血管障害を評価できるOCTAの利用価値は高いと考えられる．

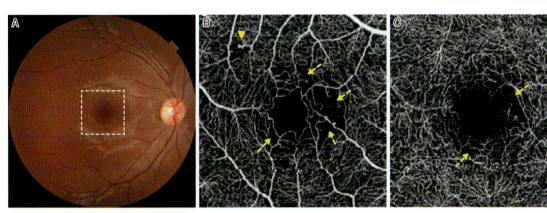

27歳女性，糖尿病合併妊娠（初期）の右眼．糖尿病歴は10年．
初診時，検眼鏡的に毛細血管瘤をわずかに認める程度の背景網膜症と診断された（A）．点線内3mm×3mmのOCTAを撮影すると（B：表層，C：深層），中心窩無血管帯の拡大（変形），毛細血管瘤（矢頭），局所の無灌流領域（矢印）を認めた．検眼鏡で判断される以上に毛細血管障害が進んでおり，今後の網膜症悪化も危惧された．

2）黄斑部毛細血管瘤（MA）のSwept-source OCTA（Topcon社）

　毛細血管瘤のOCTAでの判定については，議論の余地もある．FAで点状の蛍光漏出として確認される毛細血管瘤は，嚢状または紡錘状に局所的に拡張した毛細血管としてOCTAで描出される[3,4]．毛細血管瘤は表層より，主に深層に多く存在する傾向にある．しかし，瘤内の血流が極めて緩徐，乱流の存在，瘤内に赤血球がなく血漿成分のみである可能性などの要因で，FAでみられる血管瘤がもれなくOCTAで描出されるわけではなく，62％程度の描出率にすぎないとの報告もある[4]．また，局所性浮腫の原因となる毛細血管瘤かどうかは，FAのように蛍光漏出の程度を判断できないため，血管瘤に接する網膜内cystの存在などを参考にすべきである．

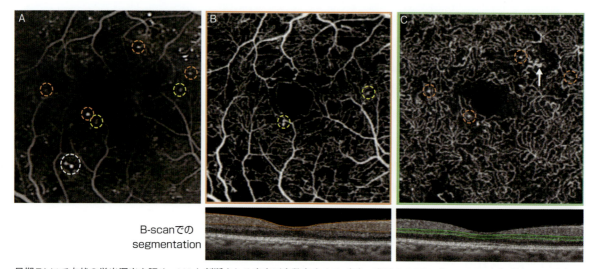

早期FAにて点状の蛍光漏出を認め，MAと判断される病変が多数存在する（A）．表層のOCTA（3mm×3mm）（B）で一致するMAを黄色丸，深層のOCTA（C）で一致するMAを橙色丸で特定できるが，FAにおける白丸の病変は，OCTAで明らかなMAとしての描出が見られない．また逆に，OCTAでMA様にみえるが，FAでは一致するMAを確認できないものもある（矢印）．

2 前増殖糖尿病網膜症

無灌流領域（NPA）と網膜内細小血管異常（IRMA）のAngioPlex OCTA（Carl Zeiss Meditec社）

　糖尿病による毛細血管障害の進行は，末梢組織への血流障害を引き起こし，網膜虚血をもたらす．FAで認められる網膜無灌流領域は，OCTAにおいては，毛細血管が極めて疎な領域として描出される[3]．FAと異なり，周囲の血管からの蛍光漏出の影響を受けないため，その境界は比較的明瞭である．また，無灌流領域内に認められる網膜内微小血管異常（intraretinal microvascular abnormality；IRMA）は増殖網膜症への進展を予知する重要な所見であるが，FAでは蛍光漏出の少ない網膜内病変として，新生血管と区別される．OCTAでは，IRMAは無灌流領域内にある拡張蛇行した異常毛細血管として，FAより明瞭にその形態を捉えることができる．眼底の最周辺部の灌流状態をOCTAで評価することは困難であるが，IRMAはOCT B-scanも確認することで，網膜内の病変であることがわかり，周辺部の新生血管（neovascularization elsewhere；NVE）との鑑別にも有用である．

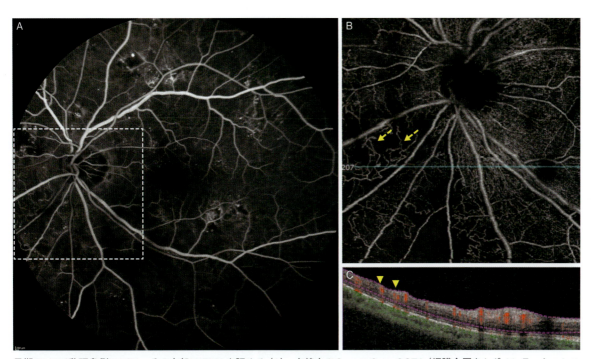

早期FAにて乳頭鼻側にNPA，その内部にIRMAを認める（A）．点線内の6mm×6mm OCTA（網膜全層をセグメンテーション：B）では，血流情報を認めないNPAと，その内部のIRMA（矢印）が鮮明に描出されている．OCTAの青線部のOCT B-scan（C）．網膜から硝子体腔へ進展する病変はなく，血流信号は網膜内にあり（矢頭），IRMAであると確認できる．

3　増殖糖尿病網膜症

新生血管 (NVE) の AngioPlex OCTA (Carl Zeiss Meditec 社)

網膜虚血の進行は，vascular endothelial growth factor (VEGF) を代表とする血管新生促進因子の分泌を促し，構造的に脆弱な新生血管が構築される．その破綻による網膜前出血や硝子体出血，増殖膜形成による牽引性網膜剥離などが重篤な視力低下をもたらす．未熟な新生血管はFAで早期から著明な蛍光漏出を伴うため，FAでの新生血管の検出は容易である．汎網膜光凝固の適応を決める意味でも，この病期を疑う際にFA検査は必須である．一方，OCTAではセグメンテーションの上限を硝子体腔，下限を内境界膜直下に合わせることで，網膜硝子体界面の新生血管を描出することができる．OCTAでは，蛍光漏出の影響を受けないため，新生血管の微細な異常血管構造を直接観察することができる．周辺部のNVEの検出にはアーケード付近が限界であるが[5]，乳頭上の新生血管 (neovascularization at the disc；NVD) の検出には優れる．また，汎網膜光凝固や抗VEGF療法により新生血管の退縮などを確認することができる[3]．しかし，OCTAのセグメンテーションが適切でない場合，FAに比較し，特にわずかな新生血管の芽 (vascular sprout) を描出し損なうこともあり，蛍光漏出のないOCTAではその読影に十分に注意を払う必要がある．

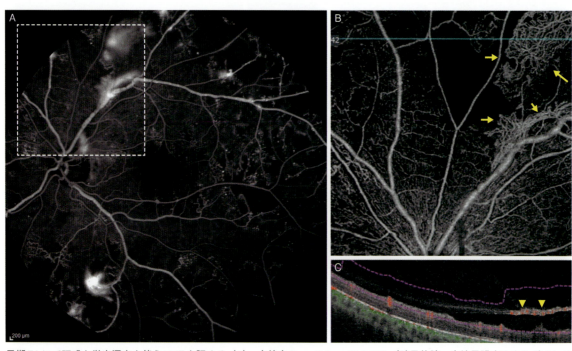

早期FAにて旺盛な蛍光漏出を伴うNVEを認める (A)．点線内6mm×6mmのOCTA (硝子体腔〜内境界膜直下をセグメンテーション：B) では，微細な異常血管が増殖したNVEの詳細な形態が描出されている (矢印)．OCTAの青線部のOCT B-scan (C)．硝子体腔に進展する線維血管膜内に血流信号を認め (矢頭)，網膜外の新生血管であると確認できる．

4 糖尿病合併妊娠

糖尿病合併妊娠患者のパノラマAngioPlex OCTA（Carl Zeiss Meditec社）

　FA施行が原則禁忌である，糖尿病合併妊娠患者におけるOCTAパノラマ撮影の画像である．妊娠中期から後期に進行性の悪化を認め，検眼鏡的にもNVEの出現を確認できたが，OCTAパノラマ画像では，毛細血管瘤，アーケード内外の無灌流領域，IRMA，そしてNVEを鮮明に描出できている．このように広画角で，かつ高速にOCTAを撮影できれば，糖尿病網膜症診療における利用価値もさらに高まると期待できるだろう．

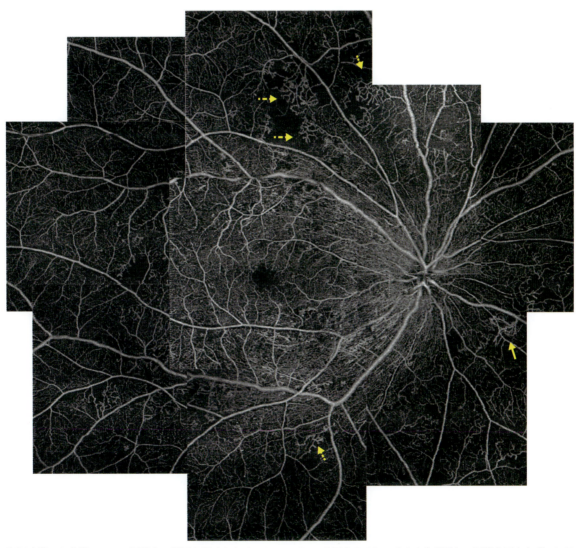

妊娠中期から後期にかけて網膜症の増悪を認めたため，6mm×6mmの画角のOCTAを9方向撮影し，網膜全層をセグメンテーションした画像を用いて，パノラマ画像を手動で作成した．血管アーケード内外の無灌流領域と網膜内細小血管異常（点矢印），鼻側網膜には新生血管（矢印）も鮮明に描出されており，汎網膜光凝固を開始するのに十分な情報が得られたと考えられる．

文　献

1) de Carlo TE, et al. Detection of Microvascular Changes in Eyes of Patients with Diabetes but Not Clinical Diabetic Retinopathy Using Optical Coherence Tomography Angiography. Retina. 35 (11), 2015, 2364-70.
2) Takase N, et al. Enlargement of Foveal Avascular Zone in Diabetic Eyes Evaluated by En Face Optical Coherence Tomography Angiography. Retina. 35 (11), 2015, 2377-83.
3) Ishibazawa A, et al. Optical Coherence Tomography Angiography in Diabetic Retinopathy : A Prospective Pilot Study. Am J Ophthalmol. 160 (1), 2015, 35-44 e31.
4) Couturier A, et al. Capillary Plexus Anomalies in Diabetic Retinopathy on Optical Coherence Tomography Angiography. Retina. 35 (11), 2015, 2384-91.
5) de Carlo TE, et al. Evaluation of Preretinal Neovascularization in Proliferative Diabetic Retinopathy Using Optical Coherence Tomography Angiography. Ophthalmic surgery, lasers & imaging retina. 47 (2), 2016, 115-9.

2 網膜静脈閉塞症

3章 OCT・OCTA アトラス　③OCTA

平野佳男　Yoshio Hirano
名古屋市立大学大学院医学研究科 視覚科学教室
〒467-8601　愛知県名古屋市瑞穂区瑞穂町字川澄1

1 無灌流領域

1）網膜静脈分枝閉塞症患者のフルオレセイン蛍光造影とOCTアンギオグラフィー所見（RTVue XR Avanti™ OCT：オプトビュー社，3mm×3mm）

　無灌流領域は，OCTアンギオグラフィーのほうがより鮮明に検出され，フルオレセイン蛍光造影で認められる蛍光漏出の影響も受けない．さらには，OCTアンギオグラフィーは網膜の層別評価も可能とする．

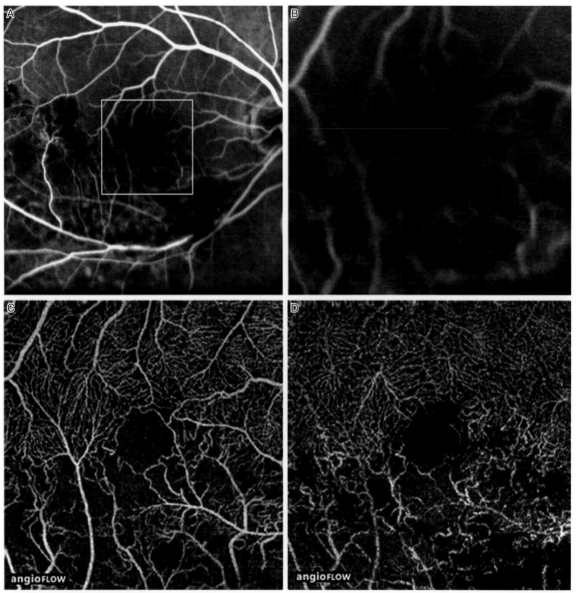

A:フルオレセイン蛍光造影所見.
B:Aの黄色部分の拡大像.
C:OCTアンギオグラフィー所見(網膜表層血管叢).
D:OCTアンギオグラフィー所見(網膜深層血管叢).OCTアンギオグラフィーでは無灌流領域と網膜表層・深層血管叢が鮮明に描出される.

(文献1より改変)

2) 網膜静脈分枝閉塞症患者のOCTアンギオグラフィー所見（3mm×3mm）

　RTVue XR Avanti™ OCT（オプトビュー社）では，"flow area"，"non-flow area"の計測が可能で，中心窩無血管域，無灌流領域などの面積を測定することもできる[2]．さらには区域別の血管密度（Flow Density）が百分率で計測されるばかりでなく，Flow Densityのカラーコードマップも表示され，"non-flow area"が一目瞭然となる[2]．ただし，OCTアンギオグラフィーは画角が狭く，網膜周辺部の無灌流領域は検出することができない．

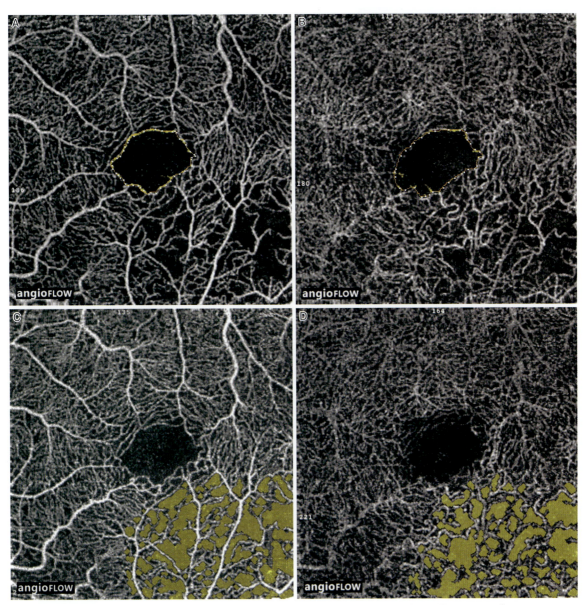

A：網膜表層血管叢．手動で中心窩無血管域を囲み，中心窩無血管域の面積を測定した（黄色線）．0.386mm^2．
B：網膜深層血管叢．中心窩無血管域：0.423mm^2．
C：網膜表層血管叢．non-flowモードで無灌流領域の部分をクリックし選択すると，その部分の合算面積が測定できる．1.001mm^2．
D：網膜深層血管叢．無灌流領域：0.887mm^2．

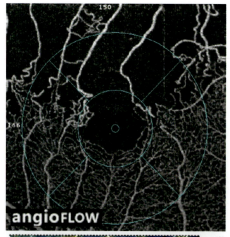

E
OCT Thickness ILM-RPE & Flow Density

Section	Thickness (μm)	Density (%)
Whole en face	N/A	39.60
Fovea	224	23.60
ParaFovea	275	42.00
-Tempo	279	46.22
-Superior	199	22.97
-Nasal	303	47.40
-Inferior	320	51.41

Grid-based Flow Density (%)

28.79	28.20	28.11
44.90	23.25	49.62
49.05	52.26	51.88

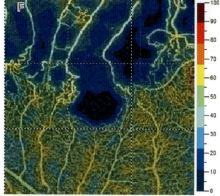

E:区域別の血管密度.
F:カラーコードマップ.

2 毛細血管拡張，側副血管

1）網膜静脈分枝閉塞症患者のOCTアンギオグラフィー所見（3mm×3mm）

網膜静脈閉塞症では，静脈圧の上昇に伴い毛細血管の拡張が認められる．毛細血管の拡張は，網膜表層毛細血管層・深層毛細血管層でともに認められるが，深層においてより高率かつ広範囲に認められる[1, 3]．

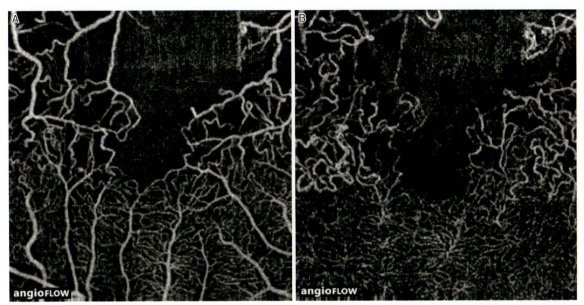

A：網膜表層血管叢．
B：網膜深層血管叢．毛細血管拡張が深層では表層よりも広範囲に認められる．

2）網膜静脈分枝閉塞症患者のフルオレセイン蛍光造影とOCTアンギオグラフィー所見（3mm×3mm）

　側副血管は静静脈吻合で，蛍光造影による動的映像で確認するのが確実であるが，OCTアンギオグラフィーでも十分検出できる．

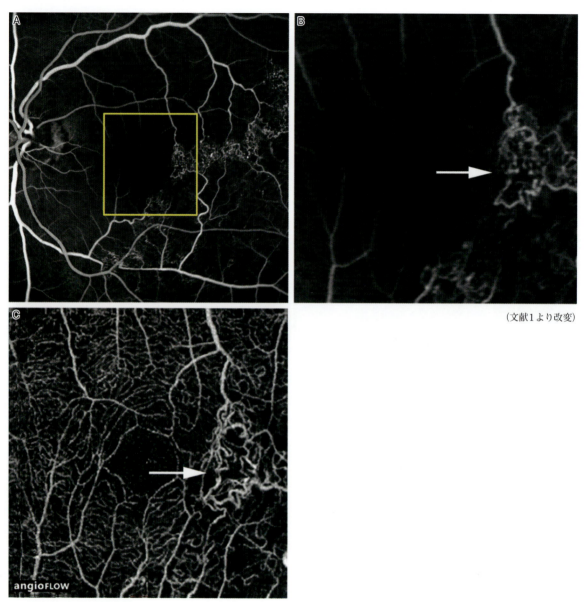

（文献1より改変）

A：フルオレセイン蛍光造影．
B：Aの黄色部分の拡大像．
C：同範囲のOCTアンギオグラフィー．
矢印：側副血管．

3 毛細血管瘤

網膜静脈分枝閉塞症患者のフルオレセイン蛍光造影とOCTアンギオグラフィー所見
（3mm×3mm）

　毛細血管瘤はその内部に血流を伴っていないものがあり，それらはOCTアンギオグラフィーでは検出されず，検出率においてはフルオレセイン蛍光造影に劣る[1]．またOCTアンギオグラフィーでは網膜浮腫などの影響によるセグメンテーションエラーで，屈曲し

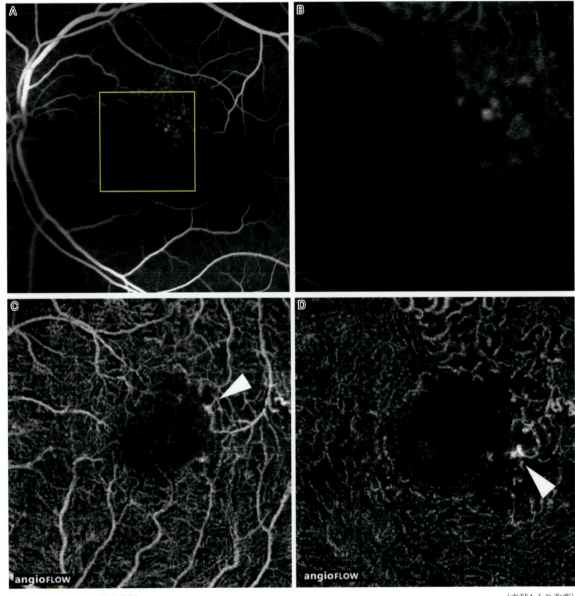

（文献1より改変）

A：フルオレセイン蛍光造影．
B：Aの黄色部分の拡大像．
C：Bと同範囲のOCTアンギオグラフィー（網膜表層血管叢）．
D：Bと同範囲のOCTアンギオグラフィー（網膜深層血管叢）．
矢頭：毛細血管瘤．

た血管が毛細血管瘤のように見えることがあり，浮腫消退時の画像や，フルオレセイン蛍光造影画像と対比して評価する必要がある．毛細血管瘤の検出率ではフルオレセイン蛍光造影に劣るものの，OCTアンギオグラフィーでは毛細血管瘤の局在の層別評価が可能で，毛細血管瘤が網膜表層よりも深層により多く存在していることが判明した[1]．

文　献

1) Suzuki N, et al. Microvascular Abnormalities on Optical Coherence Tomography Angiography in Macular Edema Associated With Branch Retinal Vein Occlusion. Am J Ophthalmol. 161, 2016, 126-32.
2) Samara WA, et al. Quantitative Optical Coherence Tomography Angiography Features and Visual Function in Eyes with Branch Retinal Vein Occlusion. Am J Ophthalmol. Epub. 166, 2016, 76-83.
3) Coscas F, et al. Optical Coherence Tomography Angiography in Retinal Vein Occlusion：Evaluation of Superficial and Deep Capillary Plexa. Am J Ophthalmol. 161, 2016, 160-71.

3 加齢黄斑変性

森 隆三郎　Ryusaburo Mori
日本大学医学部 視覚科学系 眼科学分野
〒173-8610　東京都板橋区大谷口上町30-1

1 Type 2 CNV

1) Type 2 CNV（症例1）

　CNVは病理標本から，RPEより下に存在するものをType1 CNV，RPEより上の感覚網膜下に存在するものをType 2 CNVと分類するが[1]，OCTでの分類にもそれが用いられていることが多い．Type 2 CNVは，カラー眼底では，灰白色病巣として認め，OCTではRPEより上に高反射病巣として認める．フルオレセイン蛍光眼底造影（fluorescein angiography；FA）では，脈絡膜造影がみられる早期に網目状の血管網として造影され，時間とともに強く造影され，後期には著しい色素漏出を認める過蛍光となるいわゆる<clas-sic CNV>の所見を呈するものが多い．OCTAでは，FAで蛍光色素の漏出により血管構造が確認できない場合でも，Outer Retina，Choroid Capillaryの層に血管構造を認める．C～IのFAとOCTAの2本の黄線は，同一部位であり，FAとOCTAの病巣の大きさの差異が確認できる．OCT BスキャンではOCTAがどの部位でスキャンされて構築された画像であるのかが確認できる．2層で描出されるCNVの大きさは異なる．またChoroid Capillaryの層で認めるCNV周囲の低蛍光は，FA早期の低蛍光と一致するとの報告がある[2]．

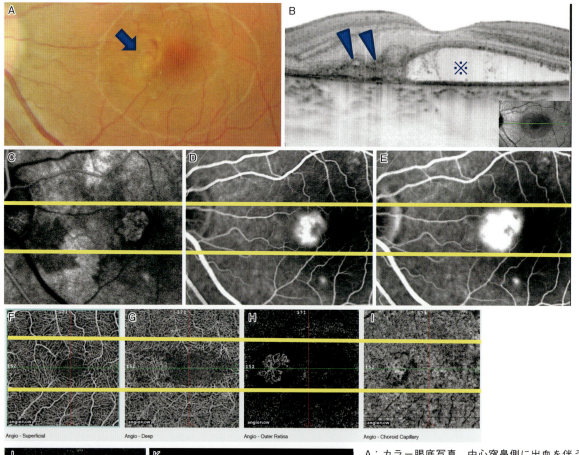
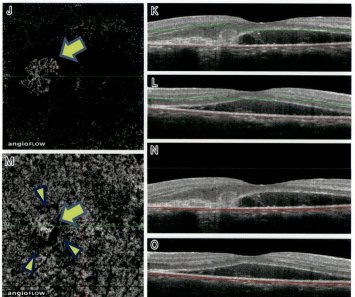

A：カラー眼底写真．中心窩鼻側に出血を伴う灰白色病巣（矢印）と黄斑部に漿液性網膜剥離を認める．
B：OCT．網膜色素上皮より上にCNVとフィブリンを示唆する高反射病巣（矢頭）と漿液性網膜剥離（※）を認める．
C：FA14秒．
D：FA1分．
E：FA5分．CNVは早期から造影され，時間とともに強く増強，拡大する過蛍光として認める（classic CNV）．
F：OCTA Superficial（表層）．
G：Deep（深層）．
H：Outer Retina（網膜外層）．
I：Choroid Capillary（脈絡毛細血管板層）．FAとOCTAの2本の黄線は同一部位を示す．
J：OCTA Outer Retina．血管構造が鮮明なCNVを認める（矢印）．
K：JのOCT Bスキャン（水平断）．
L：（垂直断）．スキャンされるOuter Retinaの範囲を示す．
M：OCTA Choroid Capillary．Outer Retinaとは異なる大きさのCNVの血管（矢印）と周囲にリング状低蛍光を認める（矢頭）．
N：MのOCT Bスキャン（水平断）．
O：（垂直断）．スキャンされるChoroid Capillaryの範囲を示す．

2）Type 2 CNV（症例2）

　FAではCNVに伴うフィブリンも過蛍光を呈するために，またOCTでもCNVとフィブリンが一体となった高反射も過蛍光を呈するために，いずれもCNVのみの範囲を同定できないが，OCTAは血流があるCNVのみを描出できるためCNVのみの範囲を同定でき，またChoroid Capillaryの画像のセグメンテーションの幅を狭く設定することにより，CNVが上方に向けて小さくなっていることが確認できる．

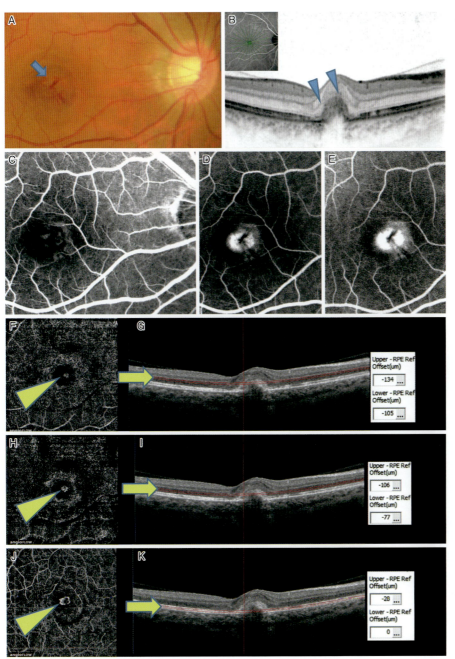

A：カラー眼底写真．中心窩鼻側に出血を伴う灰白色病巣（矢印）を認める．
B：OCT．網膜色素上皮より上にCNVとフィブリンを示唆する高反射病巣（矢頭）を認める．
C：FA30秒．
D：FA1分．
E：FA7分．CNVは早期から造影され，時間とともに強く増強，拡大する過蛍光として認める（classic CNV）．フィブリンなどの滲出性病巣を伴うとCNVの大きさが不明となる．
F，H，J：OCTA．Choroid CapillaryのモードでスキャンするラインをOCT Bスキャンで下方にずらすとCNVの範囲は大きくなる（矢頭）．
G，I，K：OCT Bスキャン（水平断）Choroid Capillaryのモード約30μmの範囲．

2 Type 1 CNV

Type1 CNV

　RPEより下に存在するType1 CNVは，FAではいわゆる＜occult CNV＞の所見を呈し，classic CNVのように鮮明にCNVを描出できないため，その検出には，インドシアニングリーン蛍光造影（indocyanine green angiography；IA）が用いられてきた．早期から造影される部位と後期に鮮明となる部位が混在するCNVがあるため，その大きさの判定は，早期と後期を合わせた範囲となる．OCTAでは，Choroid Capillaryの層で周囲の血管構造とは異なる所見を呈し，その範囲はIAで検出される範囲と同じとなる．

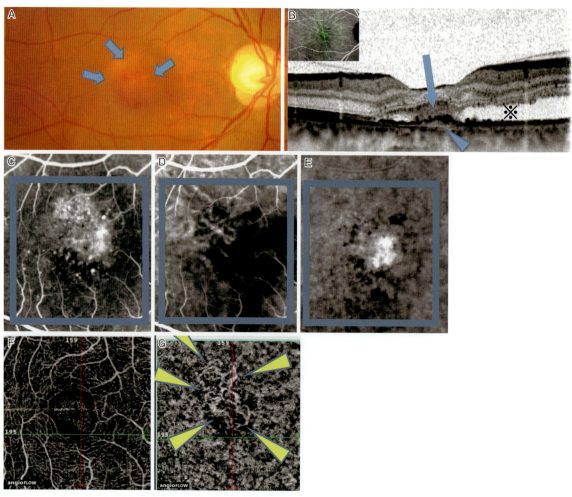

A：カラー眼底写真．中心窩に灰白色病巣（矢印）を認める．
B：OCT．網膜色素上皮の不規則な扁平隆起の下にCNV示唆する高反射病巣（矢頭）とフィブリン（細矢印）と漿液性網膜剥離（※）を認める．
C：FA 6分．CNVの範囲は過蛍光を示す（occult CNV）．
D：IA 18秒．CNVは網状の血管構造を示す．
E：IA 10分．CNVは面状の過蛍光を示す．Dの早期と合わせたものがCNVの範囲である．
F：OCTA Superficial．既存の網膜浅層血管が描出され，CNVの血管構造は認めない（F，Gは，C，D，Eの□と同一の範囲）．
G：OCTA Choroid Capillary．CNVの血管を認める（矢頭）．IAのCNVの範囲と一致する．

3 ポリープ状脈絡膜血管症（Polypoidal choroidal vasculopathy；PCV）

ポリープ状脈絡膜血管症

　PCVもRPEより下に異常血管網とポリープ状病巣が存在するためIAが診断に有用となるが，OCTAでも病巣の検出が可能となる[3]．IAでは異常血管網とポリープ状病巣は判別が可能だが，OCTAのみでは，IAで検出されたすべてのポリープ状病巣を検出できない症例がある．OCTAは治療効果の判定にも有用である．アフリベルセプト硝子体内注射併用光線力学的療法を施行1カ月後の治療効果は，OCT Bスキャンで漿液性網膜剥離の消失が確認できるが，OCTAでは，IAを行わなくても，治療前に認めたポリープ状病巣の消失と異常血管網の一部を除き消失していることが確認できる．

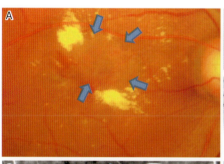
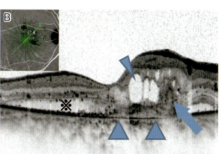
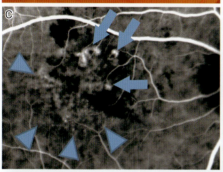
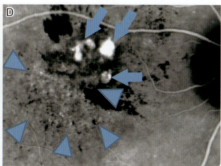
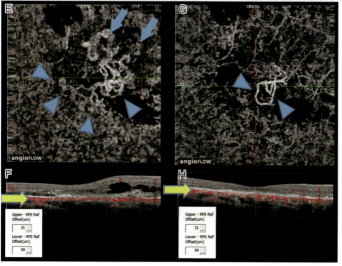

A：カラー眼底写真．中心窩上方に硬性白斑と出血を伴う灰白色病巣（矢印）を認める．
B：OCT．異常血管網（太矢頭）とポリープ状病巣（矢印）を示唆する網膜色素上皮の隆起と漿液性網膜剥離（※）と網膜浮腫（細矢頭）を認める．
C：IA30秒．
D：IA10分．異常血管網（太矢頭）とポリープ状病巣（矢印）を認める．
E：OCTA（Choroid CapillaryのモードÍ約30μmの範囲）．異常血管網（太矢頭）とポリープ状病巣（矢印）を認める．
F：EのOCTBスキャン（水平断）．
G：アフリベルセプト硝子体内注射併用光線力学的療法後1カ月のOCTA．異常血管網は一部残存するが，ポリープは認めていない．
H：GのOCTBスキャン（水平断）．

4 網膜血管腫状増殖（Retinal angiomatous proliferation；RAP）

網膜血管腫状増殖

　RAPは，NVが網膜血管と吻合し，病巣がRPEレベルから網膜内レベルに存在するため，その診断にはFAとIAの両方が有用となるが，OCTAでは，自動層別解析で表示される4層のすべてで異常血管構造が確認できる可能性がある．OCTAでは，NVがOuter RetinaとChoroid Capillaryの2層で描出されるが，Choroid Capillaryの層では，Projection Artifactにより網膜血管が描出されているため，このNVがChoroid Capillaryの層に存在しているとは判定できない．

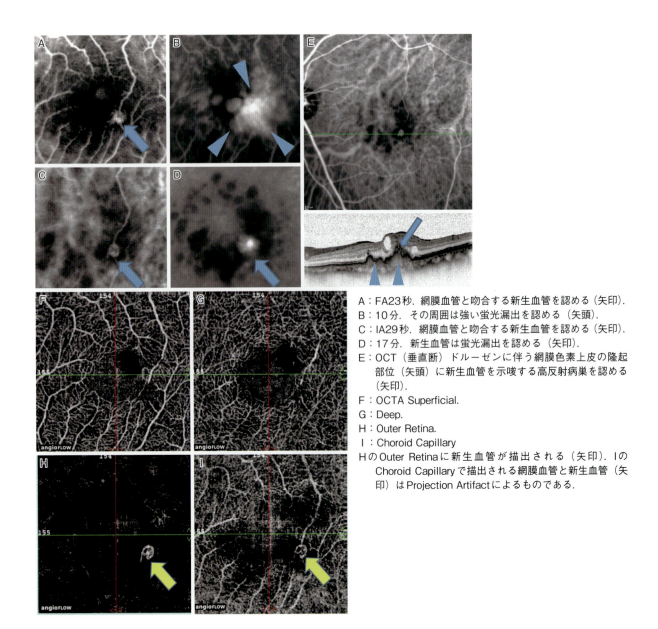

A：FA23秒．網膜血管と吻合する新生血管を認める（矢印）．
B：10分．その周囲は強い蛍光漏出を認める（矢頭）．
C：IA29秒．網膜血管と吻合する新生血管を認める（矢印）．
D：17分．新生血管は蛍光漏出を認める（矢印）．
E：OCT（垂直断）ドルーゼンに伴う網膜色素上皮の隆起部位（矢頭）に新生血管を示唆する高反射病巣を認める（矢印）．
F：OCTA Superficial.
G：Deep.
H：Outer Retina.
I：Choroid Capillary

HのOuter Retinaに新生血管が描出される（矢印）．IのChoroid Capillaryで描出される網膜血管と新生血管（矢印）はProjection Artifactによるものである．

5 Pachychoroidal Neovasculopathy

Pachychoroidal Neovasculopathy

　Pachychoroidal Neovasculopathyは，RPEより下にCNVが存在するType1 CNVで，最近になり提唱された疾患概念であり[4]，AMDの範疇に入れていいのか定まっていない疾患であり，中心性漿液性脈絡網膜症（central serous chorioretinopathy；CSC）との鑑別も難しい症例もある．なぜならOCTで脈絡膜の肥厚を伴い，IAで脈絡膜静脈の拡張と透過性亢進を伴いさらにAMDを示唆するドルーゼンやRPE異常がないことを特徴とするからである[4]．FA，IA，OCTでは，診断が困難な症例もあるが，OCTAで，CNVの描

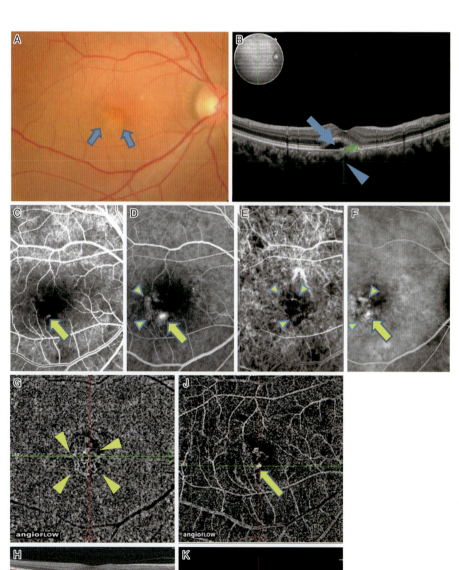

A：カラー眼底写真．中心窩白色病巣（矢印）を認める．
B：OCT（垂直断）．漿液性網膜剝離（矢印）を認める．中心窩下脈絡膜厚は471μmで肥厚している．
C：FA23秒．
D：FA3分．CNVは造影早期には不鮮明であるが，後期に過蛍光を示し（occult CNV）（矢頭），点状の過蛍光は時間とともに強く増強して認める（矢印）．
E：IA25秒．
F：IA11分．CNVは面状の過蛍光として認める（矢頭）．FAの点状病巣は，IA後期に点状の過蛍光として認める（矢印）．
G：OCTA Choroid Capillary．CNVの血管を認める（矢頭）．IAのCNVの範囲と一致する．
H：GのOCT Bスキャン（水平断）．
I：（垂直断）．
J：OCTA Choroid Capillary．FAとIAで認める点状過蛍光部位に一致してCNVを示唆する所見を認める．描出される網膜血管は，Projection Artifactによるものである．
K：JのOCT Bスキャン（水平断）．血流を示す赤色は，この部位（○）に強く表れている．

出が確認でき診断される症例もある[5]．さらに，FAとIAで点状の過蛍光がCSCで認める蛍光色素の漏出点に見える症例は，OCTAで，その部位をChoroid Capillaryの画像にしてセグメンテーションの幅を狭く設定し表示すると同様に点状の所見として描出される．Projection Artifactにより網膜血管が描出されているが，この部位はBスキャンで血流を示唆する所見が赤く表示されていることからも，RPE下レベルにCNVが存在していることが確認できる．

文　献

1) Gass JD. Biomicroscopic and histopathologic considerations regarding the feasibility of surgical excision of subfoveal neovascular membranes. Am J Ophthalmol. 118, 1994, 285-98.
2) El Ameen A, et al. Type 2 neovascularization secondary to age－related macular degeneration imaged by optical coherence tomography angiography. Retina. 35, 2015, 2212-28.
3) Inoue M, et al. Optical coherence tomography angiography of polypoidal choroidal vasculopathy and polypoidal choroidal neovascularization. Retina. 35, 2015, 2265-74.
4) Pang CE, et al. Pachychoroid neovasculopathy. Retina. 35, 2015, 1-9.
5) Dansingani KK, et al. Optical coherence tomography angiography of shallow irregular pigment epithelial detachments in pachychoroid spectrum disease. Am J Ophthalmol. 160, 2015, 1243-54.

3章 OCT・OCTAアトラス ③OCTA

4 緑内障

新田耕治　Koji Nitta
福井県済生会病院 眼科
〒918-8503　福井市和田中町舟橋7-1

1 毛細血管網

1) 正常眼のOCTアンギオグラフィー

　現在，臨床応用されているOCTアンギオグラフィーは5種類あるが，ここでは，筆者が用いているOptovue社RTVue® XR Avanti™を使用したOCTアンギオグラフィーについて述べる．

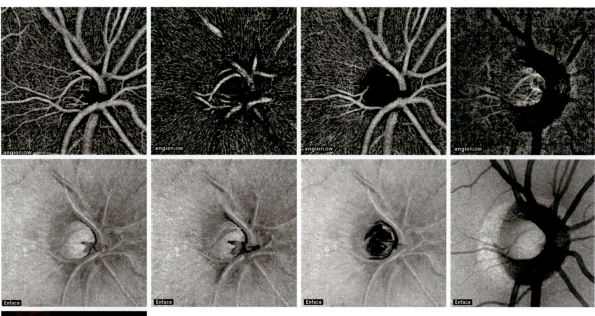

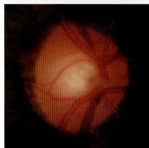

上段：左からNerve head，Vitreous，放射状乳頭周囲毛細血管層（RPC），Choroid/discの4区画がセクターごとに表示されている．正常眼では，乳頭に同心円状に毛細血管網が存在している．
中段：セクター別のEnface画像．
下段：乳頭眼底写真．

眼底内の静止している部分（組織）と動きのある部分（血流）を判別するsplit-spectrum amplitude-decorrelation angiography algorithm（SSADA）原理を用いて，これまで観察できなかった網膜や篩状板内の毛細血管網をきれいに描出できるのが特徴である．

特定の深さまで設定した範囲の毛細血管網を描出することができるが，①Nerve head：撮影画面上端〜内境界膜150μm下方まで，②Vitreous：撮影画面上端〜内境界膜50μm下方まで，③放射状乳頭周囲毛細血管層（RPC）：内境界膜〜網膜神経線維層まで，④Choroid/disc：網膜色素上皮より75μm下方〜撮影画像下端までの4区画がセクターごとにデフォルトでAngio flow Discとして表示される．同時に，C scan断層画像であるEnface画像も描出される．

2）正常眼のパノラマOCTアンギオグラフィー

本機器の3mm×3mmの領域の撮影画像は良質な画像が得られるので，ライブ画像を観察しながら固視目標を移動させ何枚も撮影し手動で貼り合わせることにより，パノラマ眼底写真のような広角画像を作成することができる．網膜神経線維に沿って走行する毛細血管網が密に存在していることが観察できる．ただし一部の眼底カメラの付属ソフトのように自動で貼り合わせることはできない．

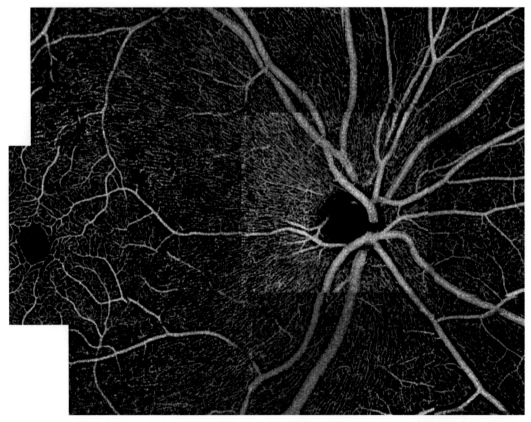

固視目標を移動させ3mm×3mmの領域の撮影画像を何枚も撮影し手動で貼り合わせることにより，パノラマ眼底写真のような広角画像を作成することができる．網膜神経線維に沿って走行する毛細血管網が密に存在していることが観察できる．

2 網膜神経線維層欠損（NFLD）を有する緑内障眼

楔状網膜神経線維層欠損を有する緑内障眼のOCTアンギオグラフィー

　網膜神経線維層欠損（NFLD）を有する緑内障眼では，NFLD部位に一致して乳頭から放射状に毛細血管網が疎となっている領域を認め，特にRPCのセクター画像にて顕著であることが多い．Enface画像ではNFLDはdark areaとして観察される．

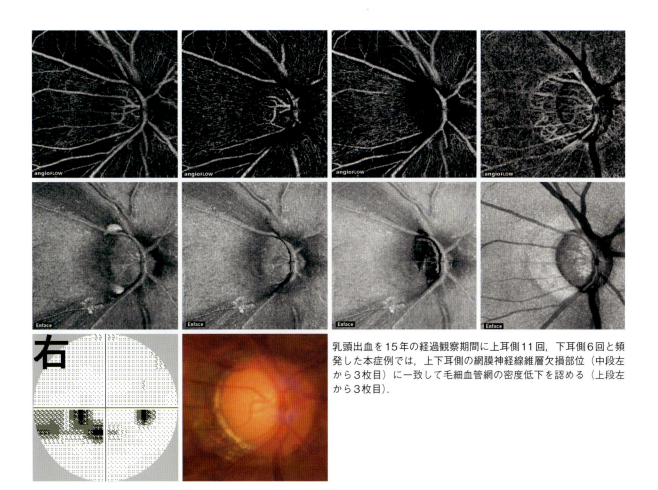

乳頭出血を15年の経過観察期間に上耳側11回，下耳側6回と頻発した本症例では，上下耳側の網膜神経線維層欠損部位（中段左から3枚目）に一致して毛細血管網の密度低下を認める（上段左から3枚目）．

3 毛細血管の密度

楔状網膜神経線維層欠損を有する緑内障眼のOCTアンギオグラフィー

本機器では，毛細血管の密度を定量的に分析するソフトも開発されている．このソフトを使用すれば，視神経乳頭周囲や乳頭内の毛細血管の密度をnasal, inferior nasal, inferior tempo, superior nasal, superior tempo, tempoなどセクターに分けた解析も可能である．

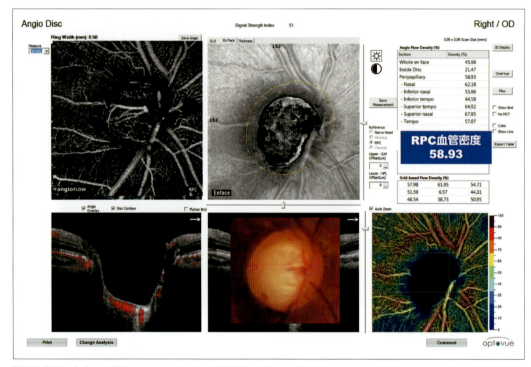

視神経乳頭を中心にて幅0.5mmのエリアの血管密度を分割して定量化することが可能である．また，乳頭内の血管密度も定量化可能である（プレリリースされたβ版を使用）．この症例のRPCの血管密度は58.93％，superior temporal 64.92％，inferior temporal 44.58％と下耳側の毛細血管密度の低下を認める．

4 さまざまな病期の緑内障眼

1）初期緑内障眼のOCTアンギオグラフィー

さまざまな病期の緑内障眼のOCTアンギオグラフィーを撮影すると，RPCは病状の進行に伴って，その血管密度は減少することがわかる．

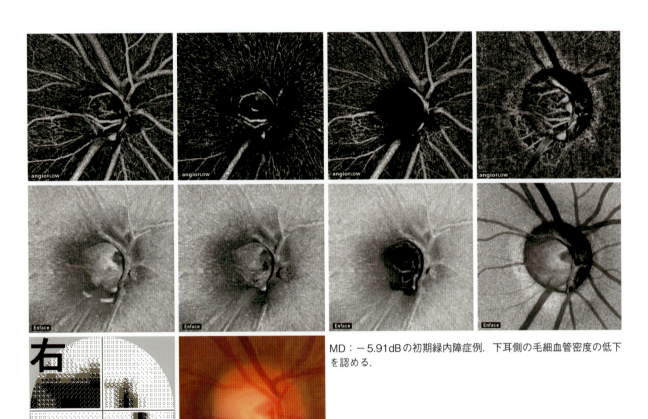

MD：－5.91dBの初期緑内障症例．下耳側の毛細血管密度の低下を認める．

2）後期緑内障眼のOCTアンギオグラフィー

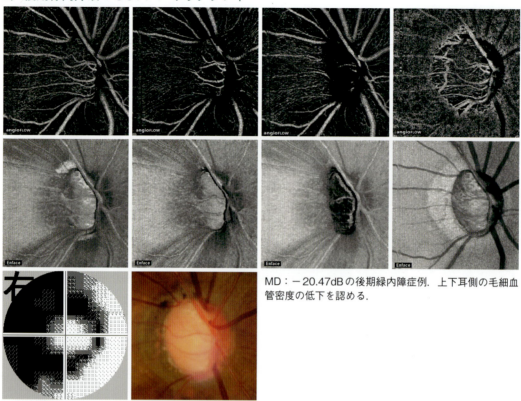

MD：−20.47dBの後期緑内障症例．上下耳側の毛細血管密度の低下を認める．

3）中心視野喪失した後期緑内障眼のOCTアンギオグラフィー

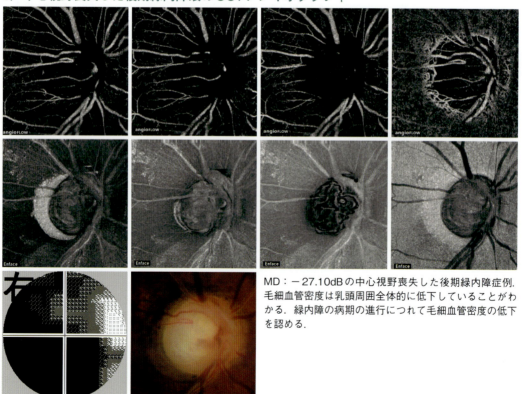

MD：−27.10dBの中心視野喪失した後期緑内障症例．毛細血管密度は乳頭周囲全体的に低下していることがわかる．緑内障の病期の進行につれて毛細血管密度の低下を認める．

5 さまざまな病期の緑内障眼

乳頭出血を頻発した緑内障眼のOCTアンギオグラフィーと乳頭出血出現部位

　正常眼圧緑内障（NTG）を長期に経過観察すると高頻度で経過中に乳頭出血（DH）が出現し頻発する症例もある．過去にDHが頻発した緑内障眼のOCTアンギオグラフィーを撮影してみると，DH出現既往の部位の近傍も毛細血管密度が特に疎になっている症例を多く認めた．

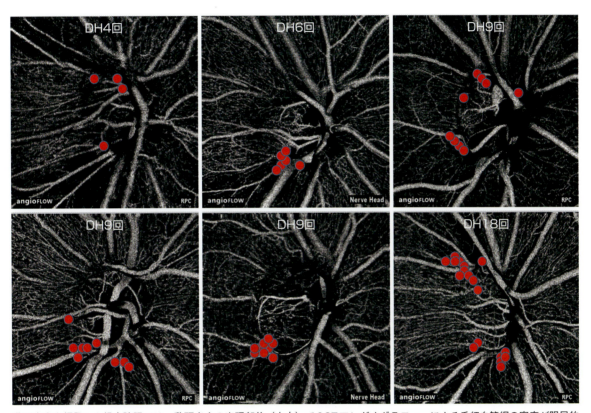

乳頭出血を頻発した緑内障眼では，乳頭出血の出現部位（赤丸）でOCTアンギオグラフィーによる毛細血管網の密度が限局的に低下している症例が多い．

索 引

[数字]
3次元スキャン ……………………………… 85

[A]
acircularity index ………………………… 119
age related macular degeneration ……… 16
AI …………………………………………… 119
ALK ………………………………………… 162
ALTK ……………………………………… 162
AMD ………………………………………… 16, 64
anterior lamellar keratoplasty ………… 162
automated lamellar therapeutic keratoplasty 162

[B]
Best fit sphere …………………………… 167
BFS ………………………………………… 167
BFS-R ……………………………………… 167
BMO ………………………………………… 204
Bruch membrane opening ……………… 204
BRVO ……………………………………… 10

[C]
Central serous chorioretinopathy ……… 105, 179
Choroid Capillary 層 …………………… 137, 140
circumpapillary retinal nerve fiber
layer thickness …………………………… 156
classic CNV ……………………………… 75
cpRNFLT ………………………………… 156
CRVO ……………………………………… 10
CSC ………………………………………… 64, 69, 105, 179
cystoid space …………………………… 11

[D]
DALK ……………………………………… 164
DCP ………………………………………… 87
deep anterior lamellar keratoplasty …… 164

deep capillary plexus …………………… 87
Deep 層 …………………………………… 137
dissociated optic nerve fiber layer …… 40
Dome-shaped macula …………………… 190
DONFL …………………………………… 40
DSM ……………………………………… 190

[E]
EDI mode ………………………………… 16, 18
EDI-OCT ………………………………… 71
Elevation Map …………………………… 166
ELM ……………………………………… 10
encapsulated bleb ……………………… 173
encapsulation …………………………… 173
Enhanced depth imaging-OCT ………… 71
epiretinal membrane …………………… 37
ERM ……………………………………… 37

[F]
FAZ ……………………………………… 118, 129
Flow Density …………………………… 92, 215
forme fruste keratoconus ……………… 171
foveal avascular zone ………………… 118

[G]
ganglion cell complex ………………… 24
Gass 分類 ………………………………… 31
GCC ……………………………………… 24
GCC プログラム ………………………… 24, 26

[H]
hyperreflective foci …………………… 14, 196

[I]
ICC ……………………………………… 187
ICP ……………………………………… 87

intermediate capillary plexus ……………… 87
Intra papillary capillaries ………………… 155
intrachoroidal cavitation …………………… 187
intraretinal microvascular abnormality … 120, 209
IPC ………………………………………… 155
IRMA …………………………… 120, 121, 209
IS/OS ……………………………………… 10

[L]
Lacquer crack ……………………………… 189

[M]
MA ………………………………… 119, 131, 208
MacTel ……………………………………… 103
MacTel Type 1 …………………………… 60
MacTel Type 2 …………………………… 106, 107
Macular telangiectasia ……………………… 60, 103
microaneurysm …………………………… 119
microincision vitrectomy surgery ………… 39
MIVS ……………………………………… 39
MTM ……………………………………… 184
Muller cell cone …………………………… 11
myopic traction maculopathy ……………… 184

[N]
neovascularization at the disc …………… 120, 210
neovascularization elsewhere ……………… 110
neovascularization on the disc …………… 110
NFLD ……………………………………… 156, 231
NPA ……………………………………… 129, 209
NVD ……………………………… 110, 120, 210
NVE ……………………………………… 110

[O]
OCTアンギオグラフィー …………………… 84
old BRVO ………………………………… 60
ONHプログラム …………………………… 24, 26
Outer Retina層 …………………………… 137, 140

[P]
Pachychoroid ……………………………… 106
Pachychoroidal Neovasculopathy ………… 227
papillomacular bundle …………………… 204
PCV ……………………… 20, 22, 69, 114, 140, 180, 225
PDR ……………………………………… 110
penetrating keratoplasty ………………… 162
Peripapillary flow dencity ………………… 156
PFD ……………………………………… 156
phase retardation ………………………… 170
PKP ……………………………………… 162
PMB ……………………………………… 204
Polypoidal choroidal vasculopathy …… 20, 22, 225
Projection artifact ………………………… 149
PRP ……………………………………… 93
PTK ……………………………………… 168

[R]
radial peripapillary capillaries …… 154, 155, 156
RAP ……………………………… 20, 23, 75, 226
Remove Artifacts ………………………… 149
retinal angiomatous proliferation ……… 20, 23, 226
retinal mode ……………………………… 18
retinal nerve fiber layer capillary plexus …… 87
retinal nerve fiber layer defect …………… 156
retinal-retinal anatomosis ………………… 182
RNFLP …………………………………… 87
RPC ……………………………………… 154, 156
RRA ……………………………………… 182
RVO ……………………………………… 96, 129

[S]
scan planning tool機能 …………………… 19
SCP ……………………………………… 87
split-spectrum amplitude-decorrelation
angiography algorithm …………………… 229
SSADA …………………………………… 229
superficial capillary plexus ……………… 87
Superficial層 ……………………………… 137

[T]

Type1 CNV ……………………………… 176, 224
Type2 CNV ……………………………… 181, 221
Type3 CNV ……………………………………… 182
typical AMD …………………………………… 20

[V]

vascular sprout ……………………………… 122
vitreoretinal interface ……………………… 110
VRI ……………………………………………… 110

[あ行]

エキシマレーザー治療的角膜切除術 ………… 168
円指数 ………………………………………… 119
円錐角膜 ……………………………………… 170
黄斑円孔 ………………………………………… 30
黄斑下血腫 ……………………………………… 48
黄斑下出血 …………………………………… 199
黄斑手術 ……………………………………… 197
黄斑前膜 ………………………………………… 37
黄斑部 ………………………………………… 155
黄斑浮腫 ………………………………… 43, 192
黄斑部毛細血管拡張症 ………………… 60, 103
黄斑部毛細血管瘤 …………………………… 208
黄斑部網膜内層厚 ……………………………… 24

[か行]

外境界膜 ………………………………………… 10
角膜実質混濁眼 ……………………………… 162
角膜不正乱視 ………………………………… 168
加齢黄斑変性 …………………………… 16, 176, 221
強度近視 ………………………………… 184, 151
強膜 …………………………………………… 191
近視 …………………………………………… 146
近視性CNV …………………………………… 188
近視性牽引黄斑症 …………………………… 184
近視性脈絡膜新生血管 ……………………… 188
近視性網膜脈絡膜萎縮 ……………………… 186
クラシック型脈絡膜新生血管 ………………… 75
蛍光眼底造影 …………………………………… 86

血管密度 ………………………………………… 92
牽引型分層黄斑円孔 ………………………… 197
広義開放隅角緑内障 ………………………… 156
格子状角膜ジストロフィ眼 …………………… 163
国際VMT Study分類 ………………………… 31

[さ行]

視細胞内節外節接合部ライン ………………… 10
篩状板欠損 …………………………………… 206
視神経乳頭上の新生血管 …………………… 120
視神経乳頭部 ………………………………… 154
自動層別解析 ………………………… 113, 114
手術顕微鏡一体型OCT ………………………… 55
漿液性網膜剥離 ………………………………… 11
小切開硝子体手術 ……………………………… 39
初期緑内障 …………………………………… 202
神経節細胞複合体 ……………………………… 24
滲出型AMD …………………………………… 20
新生血管の芽 ………………………………… 122
深層 …………………………………………… 137
深層層状角膜移植 …………………………… 164
セグメンテーションライン …………………… 123
全層角膜移植 ………………………………… 162
前増殖糖尿病網膜症 ………………………… 209
増殖糖尿病網膜症 ……………… 110, 119, 210
側副血管 ……………………………………… 217

[た行]

単純型出血 …………………………………… 189
中心窩下漿液性網膜剥離 ………………… 13, 15
中心窩無血管域 ………………………… 118, 129
中心性漿液性脈絡網膜症 ……… 64, 69, 105, 179
陳旧性網膜静脈分枝閉塞症 …………… 60, 105
典型加齢黄斑変性 ……………………… 20, 64, 113
糖尿病黄斑症 …………………………… 195, 196
糖尿病合併妊娠 ……………………………… 211
糖尿病網膜症 …………………………… 13, 207
トラッキング …………………………………… 17
ドルーゼン …………………………………… 177

[な行]

内境界膜下出血……………………………… 15
難治性黄斑円孔……………………………… 32
ニボー………………………………………… 13
乳頭出血……………………………………… 206
乳頭上の新生血管…………………………… 210
乳頭内毛細血管……………………………… 155
嚢胞様黄斑浮腫眼…………………………… 120

[は行]

背景糖尿病網膜症…………………………… 207
パノラマ撮影………………………………… 93
反射強度画像………………………………… 85
汎網膜光凝固………………………………… 93
被嚢濾過胞…………………………………… 173
表層…………………………………………… 137
表層層状角膜移植…………………………… 162
病的近視……………………………………… 79
分層黄斑円孔………………………………… 197
偏光OCT …………………………………… 170
偏光位相差…………………………………… 170
偏光位相差画像……………………………… 173
変性型分層黄斑円孔………………………… 197
放射状傍乳頭毛細血管………………… 154, 155
ポリープ状病巣……………………………… 22
ポリープ状脈絡膜血管症……… 20, 22, 69, 140, 22

[ま行]

脈絡毛細血管板層…………………………… 137
無灌流領域……………………………… 97, 209, 213
毛細血管拡張………………………………… 217
毛細血管の密度……………………………… 232
毛細血管網…………………………………… 229
毛細血管瘤……………………………… 119, 131, 219
網膜外層……………………………………… 137
網膜血管腫状増殖……………… 20, 23, 75, 226
網膜血管病変………………………………… 10
網膜細動脈瘤………………………………… 14
網膜細動脈瘤破裂…………………………… 199
網膜静脈分枝閉塞症……………………… 10, 192

網膜静脈閉塞症…………………… 96, 129, 213
網膜神経線維層厚…………………………… 24
網膜神経線維層欠損………………………… 231
網膜新生血管………………………………… 130
網膜中心静脈閉塞症……………………… 10, 195
網膜内異常血管……………………………… 121
網膜内細小血管異常……………………… 120, 209
網膜表面……………………………………… 110
網膜無灌流領域……………………………… 129
網膜-網膜血管吻合………………………… 182

[ら行]

ラスタスキャン……………………………… 85
緑内障…………………………… 24, 79, 201, 229
濾過胞………………………………………… 172

本書は、小社発行の雑誌『眼科グラフィック』第1巻（2012年）1号〜7巻（2018年）3号に掲載されたOCT・OCTA関連の特集を再編集し、新たな項目を加えて単行本化したものです。

眼科グラフィック2019年別冊
眼科スゴ技 OCT・OCTA
ーエキスパートの読影術で診断力アップ！

2019年5月1日発行　第1版第1刷

監　修　小椋 祐一郎・瓶井 資弘
発行者　長谷川 素美
発行所　株式会社メディカ出版
　　　　〒532-8588
　　　　大阪市淀川区宮原3-4-30
　　　　ニッセイ新大阪ビル16F
　　　　https://www.medica.co.jp/
編集担当　池田信孝
装　幀　MIRAIA 株式会社
印刷・製本　株式会社廣済堂

© Motohiro KAMEI, 2019

本書の複製権・翻訳権・翻案権・上映権・譲渡権・公衆送信権（送信可能化権を含む）は、(株)メディカ出版が保有します。

ISBN978-4-8404-6869-5　　　　　　　　　　　　　　Printed and bound in Japan

当社出版物に関する各種お問い合わせ先（受付時間：平日9：00〜17：00）
●編集内容については、編集局 06-6398-5048
●ご注文・不良品（乱丁・落丁）については、お客様センター 0120-276-591
●付属のCD-ROM、DVD、ダウンロードの動作不具合などについては、デジタル助っ人サービス 0120-276-592